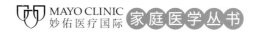

MAYO CLINIC 妙佑医疗国际 家庭医学丛书

视力改善指南

MAYO CLINIC GUIDE TO BETTER VISION

[美] 索菲·J. 巴克利　主编

潘周娴　罗明月　刘雨桐　译

谭　柯　审译

北京出版集团

北京出版社

Mayo Clinic Guide to Better Vision by Sophie J. Bakri

Copyright © 2014 Mayo Foundation for Medical Education and Research (MFMER)

Simplified Chinese translation copyright © 2020

by Beijing Publishing Group Co., Ltd.

All rights reserved

著作权合同登记号 图字：010-2016-10010

图书在版编目（CIP）数据

视力改善指南 /（美）索菲·J.巴克利主编；潘周娴，罗明月，刘雨桐译 . — 北京：北京出版社，2020.10

（妙佑医疗国际家庭医学丛书）

书名原文：Mayo Clinic Guide to Better Vision

ISBN 978-7-200-14829-9

Ⅰ . ①视… Ⅱ . ①索… ②潘… ③罗… ④刘… Ⅲ . ①视力保护—普及读物 Ⅳ . ① R77-49

中国版本图书馆 CIP 数据核字 (2020) 第 011328 号

妙佑医疗国际家庭医学丛书

视力改善指南

SHILI GAISHAN ZHINAN

[美] 索菲·J.巴克利　主编

潘周娴　罗明月　刘雨桐　译

出　版	北京出版集团 北京出版社
地　址	北京北三环中路 6 号
邮　编	100120
网　址	www.bph.com.cn
总发行	北京出版集团
经　销	新华书店
印　刷	北京市雅迪彩色印刷有限公司
版　次	2020 年 10 月第 1 版
印　次	2020 年 10 月第 1 次印刷
开　本	787 毫米 ×1092 毫米　1/16
印　张	12.25
字　数	200 千字
书　号	ISBN 978-7-200-14829-9
定　价	118.00 元

如有印装质量问题，由本社负责调换

质量监督电话　010 – 58572393

作者声明

　　书中的信息并不能代替专业的医疗建议，仅供参考。作者、编辑、出版者或发行者对由本书引起的任何人身伤害或财产损失不承担任何责任。

　　本出版物不是由妙佑医疗国际翻译的，因此，妙佑医疗国际将不对出版物中出现由翻译引起的错误、遗漏或其他可能的问题负责。

前　言

　　许多日常活动都要依赖良好的视力——无论是选择要穿的衣服、做饭、开车还是上网。这些活动有助于维持你的幸福感和生活质量。所以，保持你的眼睛健康和保护视觉是至关重要的终生投资。

　　一些常见的疾病会危害视觉，如年龄相关性黄斑变性、青光眼、糖尿病视网膜病变和白内障。每年都会发生许多眼外伤事故，其中一些引起永久性视力丧失。超过1.5亿的美国人戴眼镜或隐形眼镜来帮助他们看得更清——并且每年在眼镜上花费大约150亿美元。尽管采取了这些措施，仍有360万以上超过40岁的人群视力受损。

　　这些都是你阅读这本书的好理由。《视力改善指南》提供一些最常见眼病的最新的深入介绍。它可以帮助你认识到早期症状，更好地了解诊断过程，并与医生一起做出更明智的治疗决定。这本书还提供了良好眼部护理的基本策略。

　　内容深入浅出，通俗易懂，通过插图、照片和表格向读者普及保护视力的医学知识。在这里要强调的是：在任何年龄，都要保持眼睛健康和视力敏锐。

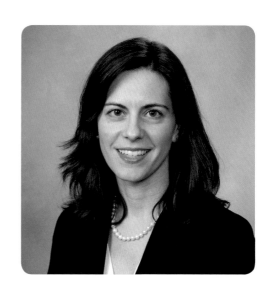

索菲·J.巴克利　医学博士

医学编辑

目录

第一章

眼内的世界

眼睛虽然只是你身体很小的一部分，但在你的生活中扮演着特殊的角色。每个眼球直径大约2.5厘米，只比乒乓球小一点。眼睛产生的视觉，能帮助你体验周围事物的形状、颜色和运动；它激发你对美的创造和欣赏；它提醒你注意危险和意外；你依靠视觉去探索、成长和学习；等等。

虽然五种感官对你来说都很重要，但视觉是你在许多日常活动时最信任的感觉。你的眼睛帮助你准备饭菜、选择要穿的衣服、读书、写笔记、管理账户、开车、跑腿、工作、上网、看电视和去剧院看剧。

在情感层面上，视觉有助于定义你的自我形象以及如何与他人互动。作家亨利·戴维·梭罗曾用一句简洁的话来表达视力的价值："我即我所见。"由于你如此依赖视力，难怪你想尽可能地维持眼睛健康。

眼睛的构成

人们常把眼睛的结构和照相机的结构进行比较，两者的确有些相似之处。每一个眼球都像照相机一样，通过前端可调节的开口让光线进入内部。眼睛内部的晶状体将光线聚焦在眼球后部的感光细胞层上——类似于照相机中的感光胶片。

但这种比较并不能准确地描述你的眼睛。眼睛的功能比照相机及任何其他拍照技术都更复杂、更精密。在此，我们谈论的不仅是一只眼睛，而是一双完美配合的眼睛。眼球的组织结构：超柔、有弹性、实用、轻巧。

每个眼球可以快速地自我调节以适应亮度、焦点和内部压力。光线照到眼球后

1

部，引起感光细胞产生化学反应，形成电冲动。这些冲动触发你的眼睛和大脑中光学指挥中心之间的双向交流。

由于这种交流，你拥有了敏锐的双眼视觉，眼睛可以追随快速的运动。所有这些功能给你生动、彩色的三维动画，不夸张地说，这比你眨眼速度还快。

以下是眼睛基本结构和各部分如何协作的简要描述。每个结构对眼睛的健康运作都起着至关重要的作用。同时，每个结构也都可能引起眼部的毛病。

巩膜和结膜

当你照镜子看眼睛时，你看到的白色部分是巩膜——一个白色、结实、坚韧的外层组织，将眼球塑造成圆形，并保护脆弱的内部结构。巩膜只有一个开口，允许

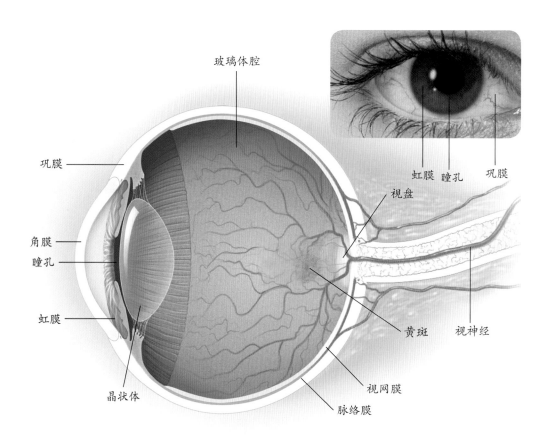

图1-1　眼的解剖　眼睛结构复杂而紧凑，直径只有2.5厘米，但瞬间就能够接收到来自外界数以百万计的互不相关的刺激，并将它们传送到大脑的视觉皮层

光线从眼球前部进入。

结膜——薄而潮湿的透明膜——覆盖在巩膜与空气接触的可见部分表面。沿着边缘部位，结膜层向前折叠，同时覆盖了眼睑内侧。结膜有助于保护和润滑你的眼睛。

角膜

角膜位于眼睛的前部，覆盖巩膜的开口。角膜在外观和功能上相当于一个小手表的表镜，突出于眼球表面，呈现一个小小的圆顶隆起。

角膜的凸面改变光线进入眼睛的方向，帮助聚焦在你注视的物体上。眼睛内部的晶状体微调并锐化这个图像。

角膜由数个组织层构成，亦有保护眼睛的功能。角膜结构中有丰富的敏感神经末梢。像尘埃一样细小的东西击中角膜时，你的大脑会立即接收到信息。如果眼泪无法洗去异物，刺激信号会让你定位并移除它。

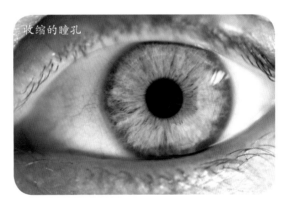

瞳孔

眼睛中央的黑色圆点实际上是巩膜的一个孔——类似洞穴的黑暗开口。这个孔叫瞳孔，被角膜保护着。光线通过瞳孔进入你的眼睛，就像照相机的光圈开口一样。

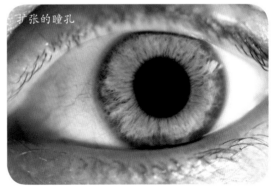

虹膜

环绕着瞳孔的是虹膜——眼睛的有色部分。它的颜色来源于一种叫作黑色素的色素。虹膜组织中的

图1-2 虹膜的调节 虹膜根据不同的光照水平调节瞳孔的大小。例如，在明亮的阳光下，虹膜收缩瞳孔以避免过多光线照射视网膜。而在黄昏或在黑暗的室内，虹膜会扩大瞳孔以让尽可能多的光线进入眼球。在正常光照下，瞳孔直径的平均大小比2.5毫米多一点

色素越多，颜色越深。棕色眼睛含有很多色素，而蓝色或绿色眼睛的色素较少。随着年龄的增长，颜色可能会改变，因为你的虹膜丢失了一些色素。

虹膜给眼睛增添的不仅仅是颜色。该结构是一个肌肉纤维环，可以调节瞳孔的大小，从而控制进入眼球的光线量。这就像调节百叶窗来控制透进窗户的阳光。在明亮的光线下，虹膜缩小（收缩）瞳孔以减少光线进入。在昏暗的光线下，虹膜打开（扩大）瞳孔让眼球内进入更多光线。

虹膜的肌肉不仅会对光做出反应，情绪也会影响你的瞳孔的大小。愤怒使瞳孔变小，而兴奋和快乐则使它们扩大。医生为了在检查时更好地看清眼球内部，会使用散瞳药物。

角膜和虹膜之间的空隙称为前房，它充满了清澈的液体——房水，滋养角膜和晶状体、清除废物并帮助维持正常的眼压。房水在眼内产生，多余的房水通过一个叫作Schlemm管的小开口排出。这个管位于角膜和虹膜连接处的窄角里。

晶状体

晶状体紧靠着瞳孔后部，是一个透明的椭圆形结构，有助于汇聚和折射进入眼球的光线。它的大小和形状跟M&M的糖果差不多。

晶状体周围是睫状肌。随着肌肉放松或收缩，晶状体的曲率会发生变化。聚焦近距离的物体时，肌肉收缩，引起富有弹性的晶状体的中央变厚。聚焦远处的物体时，肌肉放松，晶状体变薄变平。

这种调节能让晶状体改变其对焦能力、锐化在任何距离的物体的清晰度。晶状体的可变焦能力对角膜的固定聚焦能力进行微调。随着年龄的增长，你的晶状体失去弹性，使得对近距离的物体的聚焦上变得困难。

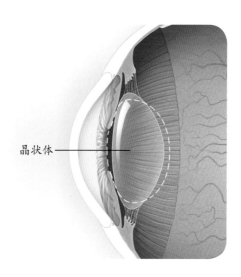

晶状体

图1-3 晶状体的调节 晶状体改变形状以适应远距离视觉（实线）和近距离视觉（虚线）。晶状体越厚，光线折射越多，眼睛就越能靠近并看清物体

视力20/20（5.0）

当眼科医生说你有20/20（相当于新国标5.0）的视力时，这是非常棒的。然而，这并不意味着你拥有完美的视觉。它仅仅意味着你从20英尺（约6米）远的地方清晰地看到的物体，与视力正常的人在20英尺外能清晰看到的物体相似。术语"视力20/20"是指你的视力——衡量你从某个距离看东西的清晰程度。

如果你是近视眼，视力20/50（相当于新国标4.6），远处的物体看起来会模糊不清。也就是说，你从20英尺远看到的东西跟视力正常的人从50英尺（约15米）远能看到的东西一样。有些人的视力比20/20更敏锐。有些人视力是20/15（相当于新国标5.1），甚至20/10（相当于新国标5.3）。

世上没有完美的视觉。这是因为除了视力以外还有许多因素影响你的视觉。即使你能在20英尺之外看清你应该看清的东西，医生也会检查影响视觉的其他因素。这包括你的深度觉、色觉、对比敏感度、周边视力和聚焦近物的能力。

玻璃体腔

玻璃体腔是眼睛内部将晶状体与视网膜分开的空间，腔里充满了玻璃体液（简称玻璃体），这是大约99%的水与化学物质的混合，拥有果冻般的稠度。玻璃体与房水一起维持眼球的形状、保护眼球内部结构。

玻璃体是透明的，以允许光线穿透到达视网膜。你偶尔可能会注意到，你的视野里好像有细线或绒毛在漂浮或窜动，这被称为漂浮物，它们是玻璃体凝聚形成的丝或色素。若在你的视线中突然出现漂浮物，尤其是伴随闪光或视觉模糊时，可能意味着出现了潜在的严重眼部问题。

视网膜

视网膜——一层薄薄的组织，内衬在眼球后壁上。"视网膜"一词来源于拉丁语，意思是"网"。这是一个贴切的名字，视网膜由数百万个感光细胞组成，这些细胞捕捉由角膜和晶状体汇聚的光线，并将光线转化为视觉图像。

这些细胞分别称为视杆细胞和视锥细胞。这两种细胞对不同波长的光起反应。

视杆细胞可在昏暗光线下为你提供视力，或让你在直视前方的时候看到周边（称为周边视力）。但它们不能分辨颜色。

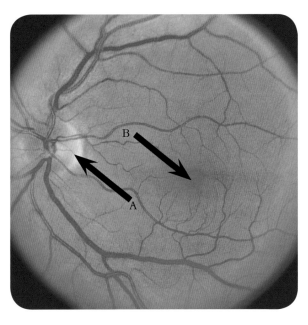

图1-4　视网膜　健康的视网膜呈淡红色。视盘是黄橙色圆圈，血管从其中向外放射（箭头A）。黄斑是视网膜中心附近的深红色斑点（箭头B）

视锥细胞可灵敏地区分颜色，但需要在较强光线下发挥功能。这就是为什么在傍晚或昏暗的光线下很难看清颜色。

在视网膜上，每有1个视锥细胞，就有20个视杆细胞。视锥细胞集中在视网膜中央，令你在直视一个光照好的物体时看到最清晰的细节。

光线照在视锥和视杆细胞上会引发化学反应。这种反应产生的电冲动通过视神经传递到视觉皮层，即大脑中枢，并在那里进行信息处理。

视网膜接受光照后产生的最初图像是上下颠倒的。同时也是左右颠倒的，就像你在镜子里看到自己的反转像一样。角膜和晶状体的凸形造成这个现象。你的大脑重新处理了这一信息后，让你看到一个方向正确的形象。

脉络膜是夹在视网膜和巩膜之间的一层薄膜，内有小动脉和小静脉，滋养视网膜的外层。视网膜内层的营养是由来自视神经的视网膜血管形成的复杂网络所提供的。

黄斑和中心凹

黄斑就像视网膜中央的一个暗红色斑块。它富含视锥细胞，只有少量的视杆细胞。高度灵敏的黄斑提供了你的中心视力，让你在阅读和其他形式的近距离工作时能看到细节。

黄斑的中心是一个小凹陷，叫作中心凹。这个区域只包含视锥细胞，为你提供最佳的视力。

视神经

视觉信息被视网膜上的感光细胞转换成电冲动后，通过视神经传递给大脑。视神经是由100多万条神经纤维密集排列成的束，是眼睛与大脑之间的通信电缆。

当视觉信息传到大脑，视觉皮层迅速解码冲动，协调双眼发出的信号以产生你能理解的清晰的三维图像。

视网膜上可见一个黄橙色圆圈，代表视神经在眼球后部形成的位置（参见图1-4）。这个位置通常称为视盘。

眼球的肌肉

每个眼球的巩膜上连有六块肌肉。这些肌肉让你的眼球能够上下左右移动。眼睛的肌肉既可以单独工作，也可共同工作，让你不必转动头部就能追视物体。你的大脑协调这些动作，使两只眼球的运动同步。

眼眶

每个眼球都嵌在一个窝里（称为眼眶），它是由坚硬的骨骼形成的保护结构。这个结构包括颧骨、额骨、颞骨和鼻梁。

这些保护眼睛的骨骼通常不会随着年龄的增长而变薄和变脆，不像你身体中的大多数其他骨骼。眼眶始终是一个坚固的结构。脂肪、肌肉和其他组织在眼眶内为眼球起到缓冲作用。

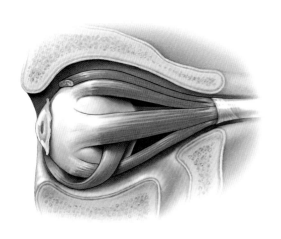

图1-5　眼窝　眼窝（眼眶）是保护眼睛的锥形的窝，由多个坚硬的骨骼构成。窝里垫有脂肪组织，便于眼睛移动。六条肌肉控制眼球运动：上、下、左、右，以及当你倾斜头部时眼球的旋转运动

上下眼睑在前面保护眼球。通过缩小或关闭睑裂，眼睑可以阻挡碎片、刺激物和强光，避免眼睛受到损害。眼睑也能通过每一次眨眼来润滑眼睛。眨眼可以洗去眼球表面的灰尘、花粉和其他微粒。这些润滑剂（我们都熟悉的眼泪）来自眼睛上方的泪腺。

当一些东西——如你剥洋葱时产生的化学物质——刺激你的眼睛时，泪腺会打开。如果流的泪很少，液体会通过眼睑内的细小管道流入鼻腔，并带走刺激物。但是这个引流系统不能处理完全开放的泪腺——这就导致泪水溢出眼睑，顺着脸颊流下来，比如你哭的时候。

年龄相关改变

随着年龄的增长，你的视力会发生变化。许多成年人在40多岁时第一次注意到这些变化，他们开始感到近距离阅读有困难。这些变化比障碍物更令人烦恼，不过渐渐地你会适应的。以下是你的眼睛随着年龄增长而发生的一些变化，以及这些变化如何影响你的视力。

· 你眼睛里的晶状体开始变得混浊，导致视力下降。这就是白内障。你看到的颜色开始变暗。当光线直接照向你时，你会感到有眩光，因此你应避免夜间驾驶。

· 你的晶状体的弹性和延展性变差。晶状体失去了聚焦在近距离物体上的能力——这很常见，称为老视（即老花眼）。你的夜视能力也会降低。晶状体弹性较小，这可能需要你不断更换阅读眼镜，或者用放大镜阅读精细的印刷品。

· 眼球内腔的玻璃体会收缩、裂开。这种变化产生的碎片可能导致你的视野里出现令人讨厌的漂浮物。你会学会忽略漂浮物——不过若其数量突然增加，你需

要立即联系你的医生，这种改变可能代表急症。

·泪腺产生泪液的速度减慢。结膜不再能润滑你的眼球和保持表面清洁。角膜变得干燥，引起眼睛不舒服、粗糙的感觉。人工泪液可能有助于纠正这个问题。

年龄相关眼病

如前所述，一些视觉变化自然地发生在正常的老化过程中。但某些变化可能意味着严重的眼部疾病，如果不及时治疗会导致视力丧失——这些变化不应被视为正常。

低视力和盲是两个常用的与视力丧失有关的术语。这两个术语联系紧密，但含义不同。低视力会影响日常生活的能力，普通的眼镜或隐形眼镜也帮不了你，你就是没有足够的视力去做你需要做的事情。盲是指更严重的损害，尽管你仍然有一点点有用的视力。

视力丧失主要由黄斑变性、青光眼和白内障等疾病导致。美国2010年人口普查的数据显示40岁以上的人群中，100多万人为盲人，约300万人视力低下。到2050年底，盲将影响到400多万名美国人。

虽然看起来你似乎不能做什么来避免这些眼病，但其实有些眼病可以预防。就连遗传性眼病也可通过早发现早治疗来延缓病程。这就是为什么定期检查眼睛如此重要。年龄相关眼病包括：

盲与低视力

在美国，如果你使用矫正镜片后最好的一只眼的视力是20/200（相当于新国标4.0）或更差时，你会被诊断为盲。视力正常的人的视力为20/20（相当于新国标5.0）。盲并不是指一点视力也没有——你可能还是有一点点视觉。

低视力与盲不同。低视力，是指你戴了矫正镜片后的视力是20/70（相当于新国标4.5）或更差。如果你是低视力，你可能尚存有功能的视力，但你不能以安全、可靠的方式进行许多日常活动。你可能需要辅助设备或其他人的帮助来完成日常活动。

另一个常用术语是视力损伤。这是基于三个独立因素计算出的：矫正镜片下的视力、任何周边视力丧失和任何复视。视力损害评分从0分到100分不等。

老视

患有这种最常见的年龄相关眼病时，你的晶状体会逐渐失去弹性和改变形状的能力。这时如果没有校正眼镜的帮助，聚焦物体会变得更加困难。

黄斑变性

随着时间的推移，黄斑——负责中心视力的视网膜部分——会退化。年龄相关性黄斑变性是65岁以上美国人致盲的主要原因。根据最近的一项研究，超过900万的老年人处于黄斑变性的早期。这个数字到2050年时可能接近1800万，尽管未来的治疗发展可能会改变这一估计数字。

有证据表明，黄斑变性的发展可以被延缓。复合抗氧化维生素可以减少黄斑变性由中期进展到更晚期的风险。直接注射到眼睛的药物能有效地保护湿性黄斑变性病人的中心视力。关于黄斑变性的更多信息，见第二章。

青光眼

青光眼与眼球内部的压力升高有关。这个疾病会在你毫无察觉的情况下剥夺你的视觉——从你的周边视力开始，最终致盲。据估计，超过270万美国人有原发性开角型青光眼。由于美国人口老龄化，到2050年这个数字预计会增加到700万以上。

如果能尽早诊断青光眼，通常可以预防或延缓眼睛的损害，特别是在使用有助于降低和控制眼压的眼药水后。激光治疗和手术是治疗晚期青光眼的有效方法。更多关于青光眼的信息，见第五章。

白内障

正常透明的晶状体混浊后形成白内障。这是美国人低视力的主要原因。随着年龄的增长，几乎每个人都会发生不同程度的白内障。据估计，40岁以上的美国人中有2400万人的一只眼睛患有白内障——这一数字只会增加。白内障摘除术和人工晶体置换术是常见的手术方法，效果通常很好。

眼睑疾病

眼睑组织或肌肉的年龄相关变化可能导致眼睑问题。有时，眼睑问题会发展到刺激眼睛或损害视力的程度。要纠正这个问题，可能不得不采取手术治疗。

干眼症

眼泪对润滑眼睛来说必不可少。遗憾的是，随着年龄增长，泪液的产量和质量都下降，常引起眼睛的刺痛、灼烧感和瘙痒感。你可以采取简单的几步方法来减少这些症状。

拓展链接　眼科检查一览

眼科检查包括一系列的测试，用以评估视觉的不同要素。这些要素包括清晰度（视力）、中心视力和周边视力（视野）、深度知觉、色觉，以及看清细节的能力。所有这些对于你用视觉感知周围世界来说都非常重要。

一套标准的眼科检查，既包括简单的测试，如阅读字母挂图；也包括更复杂的测试，比如用自动视野计精确绘制你的视野。

眼科检查既可以评估你的视觉质量——即你现在视力如何——也可以检测视力的变化和是否存在眼部疾病，以及指导如何纠正视觉问题。

可能会有明亮的光线照进你的眼睛。你可能会被要求去看无穷无尽的镜头。你的瞳孔可能会被散大，导致你的眼睛在检查后数小时内都怕光。你可能不理解其中一些检查的目的。然而，请你尽管放心，完整的眼科检查迅速且无痛，并且你的眼科医生采用的每个检查都有其原因。

如果发现了眼部问题，眼科检查可以帮助确定问题的严重程度。在眼部疾病的早期阶段就发现问题，可以在永久性损伤发生之前进行治疗。定期检查眼睛是个好办法，因为很多眼病都没有症状。本章介绍一些比较常见的检查。

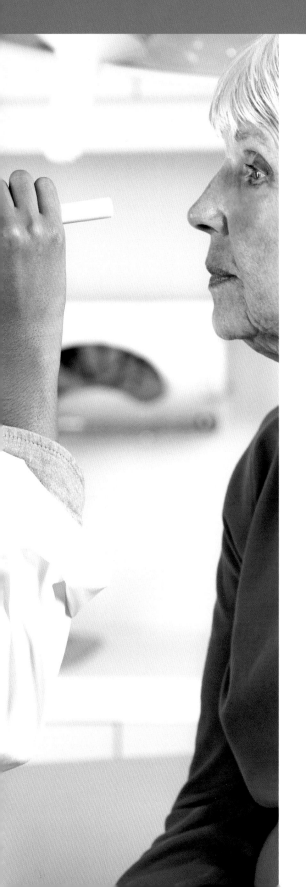

眼睛外部检查

开始眼睛检查时，眼科医生会问你几个简单的问题。医生可能会问你是否留意到任何视觉变化。他（她）可能会问你是否有症状，比如发痒、干燥、流泪或眼睑周围放电感。医生会询问这些变化如何影响你的生活质量。眼科医生可能会快速检查你的眼睛，而不使用除了光照设备以外的任何特殊仪器。他（她）正在检查：

· 你的瞳孔，看看它们对光照的反应是否正常。

· 你的眼睛、眼睑和睫毛的位置和运动。

· 你的角膜和瞳孔的透明度和光泽。

眼科医生还可以通过简单的测试来评估控制眼球运动的肌肉。他（她）将寻找是否有肌肉无力或控制不佳。医生会要求你将眼睛按特定的方向（向上、向下、向左或向右）移动，同时观察你的眼睛的反应。他（她）可以将一个物体——例如笔——从一边移动到另一边，并要求你的眼睛跟随其运动。

视野检查

你的视野包括你在注视着一个方向且不移动眼睛时所看到的一切。视野检查是在检查你的视野的界限，提示你的周边视力是否可能有问题。视野检查有以下几种。

面对面检查。遮住一只眼睛，直视前方，当你看到医生的一只手移进和移出你的视野时告诉他（她）。

Amsler方格表。你将眼睛聚焦在网格表中心的黑点上，并描述是否有任何一条网格线出现模糊、波浪或扭曲。

正切屏幕测试。你在离屏幕很近的距离内直视一个目标，当你看见一个物体——比如棒或笔——进入你周围视野时，示意一下。

自动视野仪。直视前方的测试屏幕，屏幕上的不同位置闪烁着小灯。你每看到一次闪烁时，做出反应。

自动视野仪绘制出你对闪光的响应、精确定位你的周边视力的缺损。在绘制出的图像上，视野缺损的特征性模式提示某种可能的眼部疾病，如青光眼。

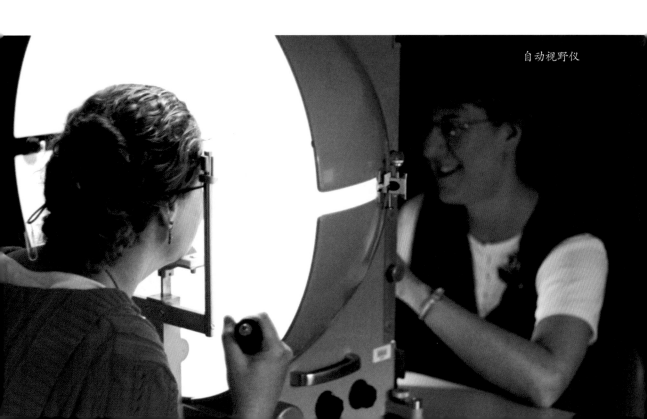

自动视野仪

视力检查

视力指的是你视觉的清晰度，或者说是你的眼睛能否很好地聚焦在一个物体上。眼科医生通过测试你阅读一个距离约20英尺（6米）远的标准Snellen视力表上字母的能力，来检查你的视力。视力表越往下方，字母变得越小。每只眼睛分别测试，测试时遮住另一只眼睛。

眼科医生也可能让你看一张距离你14～16英寸（35～40厘米）的卡片上你能看到的最小的字母，来测试你聚焦在近距离物体上的能力。

遮盖测试中，你被要求遮住一只眼睛，用另一只眼睛看房间里的一个物体。医生会观察这只未被遮住的眼球的运动和聚焦在物体上所需的时间。

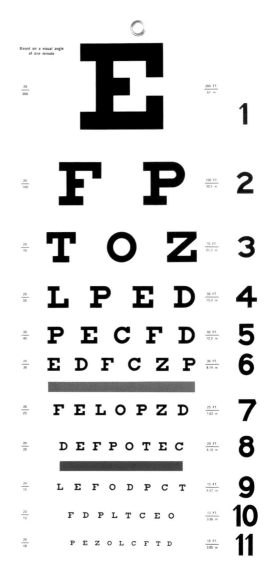

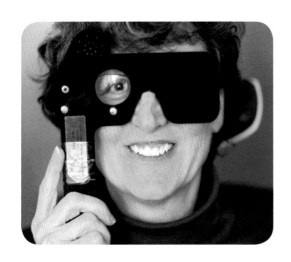

图1-6 Snellen视力表用来测定你在一定距离之外阅读字母的能力。这是测量视力的常用方法

折射评估

折射指的是光通过眼睛前部的角膜和晶状体时，光线发生弯折。光线弯折是因为它们经过了比空气密度更大的介质。

角膜和晶状体的曲率正好能让光线直接聚焦在视网膜上。如果任意一个结构的曲率太大或太小，最清晰的焦点会落在你的视网膜前（近视）或落在你的视网膜后的虚点（远视）。

折射评估帮助你的医生来确定矫正屈光不正的镜片处方。

如果你不需要矫正镜片，你可能不需要进行评估。

电脑验光仪是最常用来测量你需要的处方的方法。或者眼科医生通过你的视网膜反射的光（视网膜检影法）来较准确地估计所需的处方。

眼科医生可能会使用综合验光仪——一个像面具一样的装置，里面包含不同镜片的转盘（如下图所示）——来微调测试结果。你通过综合验光仪看到Snellen视力表上的字母后大声念出来。对综合验光仪做出调整后，你的医生会找到给你提供最清晰视觉的镜片。

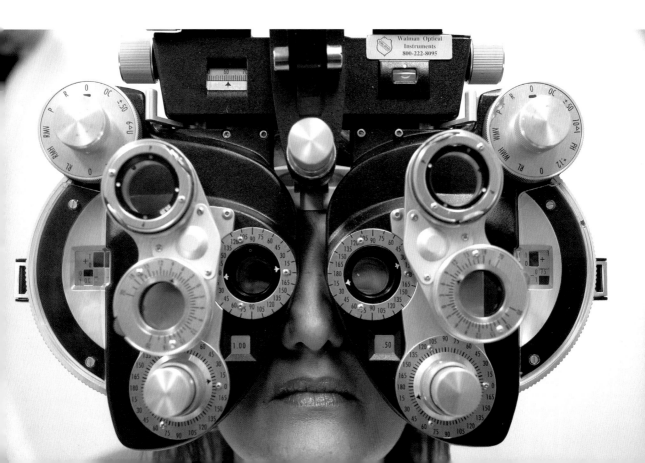

裂隙灯检查

眼科医生通过裂隙灯在高放大倍数下检查你眼前部的结构。这个专业设备使用强光——一个狭缝——来照亮角膜、虹膜和晶状体的前面和侧（斜）面。这个仪器可以让眼科医生观察所有这些三维结构，并检测出微小的病变。

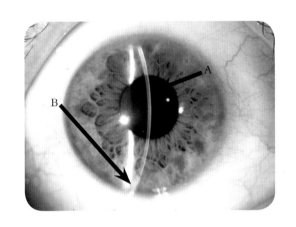

图1-7　一道裂隙状的光线聚焦于角膜的斜视图上（箭头A）。左侧未聚焦的新月形光代表虹膜表面（箭头B）。眼科医生也可以把这种光线聚焦在晶状体的类似斜视图上

检查前，用眼药水散大瞳孔、麻木眼睛表面。在某些情况下，相机连接到裂隙灯用以照相。还可以添加特殊的镜片来观察视网膜等结构。

在查找角膜病变时，眼科医生可使用荧光素染料。染料在你的眼睛表面扩散，用蓝光照射时会发出明亮的黄色。这种照明方式可以突出显示角膜微小的割伤、擦伤、流泪、异物或感染。

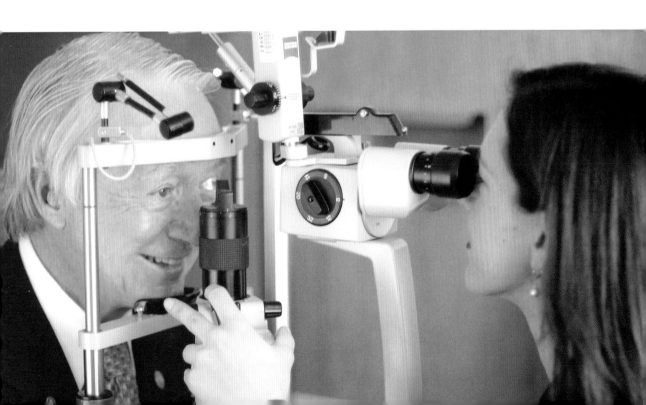

视网膜检查（眼底镜）

眼底镜用于检查眼睛后部结构，包括视网膜、视神经盘和脉络膜。眼科医生在用滴眼液散大你的瞳孔后，可采取一个或多个方法检查。

直接检查。医生利用一个眼底镜将光线穿过你的瞳孔来检查你眼睛的后部。眼底镜有不同放大倍数的镜片，可以让医生聚焦在不同深度。

间接检查。你采取躺下或斜靠的姿势，眼科医生利用眼底镜和额头灯——有点像矿灯（见右图）——检查你眼睛的后部。这种方式能让医生看到更多细节，图像更立体。因为光线很亮，检查后你可能会看到残影，但这些图像很快会消失。

裂隙灯检查。你坐在裂隙灯前，眼科医生通过显微镜镜片和另一个靠近眼睛前部的较小镜片来检查你的视网膜。这种形式的眼底镜的放大倍数最大。

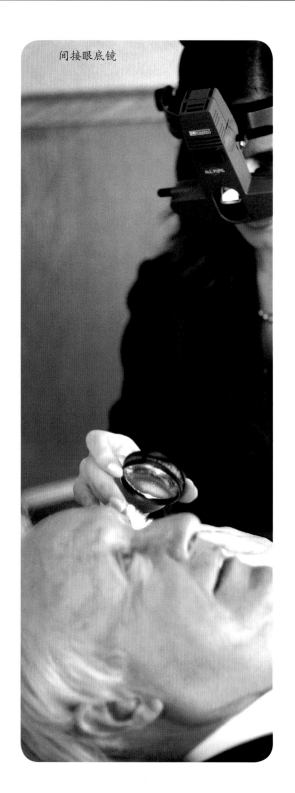

间接眼底镜

青光眼测试（眼压计）

眼压计测量眼压——眼球内的压力。这个测试有助于眼科医生检测你是否存在青光眼。青光眼是一种与高眼压有关的疾病，高眼压会损害视神经并最终致盲。青光眼如果发现得早就可以治疗。可以用多种方法来测量眼压。

压平式眼压计。这个测试测量的是暂时压扁你角膜的一小部分所需的力。你会使用含有荧光素的麻醉眼药水，这种染料有助于在蓝光下检查角膜。你的头被固定在裂隙灯前面的一个支撑装置中时，一个小小的顶端扁平的圆锥体会轻轻地接触你的角膜，这时医生会通过裂隙灯的显微镜观察。这个过程你不会感到痛，麻药会在20分钟后失效。

非接触式眼压计。机器利用一股空气代替顶端扁平的圆锥体来计算眼压。由于没有仪器接触你的眼睛，所以不需要使用麻醉剂。你的眼睛会感到轻微的压力，可能会有点不舒服，但只持续几秒钟。

角膜厚度测量。这项测试测量你的角膜厚度——这是评估眼压的一个重要因素。在使用麻醉眼药水后，眼科医生会使用一个能发射超声波的仪器来测量角膜厚度。

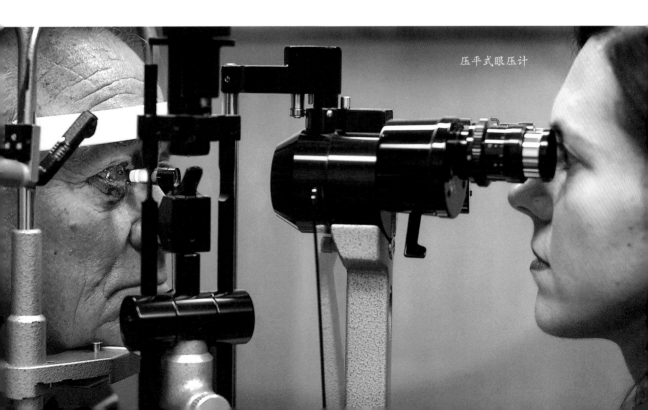

压平式眼压计

第二章

黄斑变性

年龄相关性黄斑变性是一种慢性眼病，它是黄斑部位的组织——负责你中心视力的一部分视网膜——恶化的开始。恶化的结果是视物模糊或视野有盲点。随着年龄的增长，年龄相关性黄斑变性会逐渐进展，这就是为什么它的名字中带有"年龄相关性"。

在发达国家，黄斑变性是60岁以上老年人视力丧失的主要原因。据估计有1100万美国人患有这种疾病，超过200万人处于晚期。

黄斑变性影响你的中心视力而不是你的周边视力（视野），因此它不会完全致盲。然而，由于清晰的中心视力对于阅读、驾驶、准备食物和其他任何精细的日常任务非常重要，因此中心视力丧失会严重影响你的独立性和生活质量。视力丧失也会妨碍你与他人交流和参与社交活动的能力。

目前，还没有治愈黄斑变性的方法，虽然没有突破性的研究，但是未来很有希望。现在已有多种治疗方法能有效延缓疾病发展到最严重、危及视力的阶段。

从疾病近期开始，可以注射药物阻止视网膜异常血管的渗出，以治疗湿性黄斑变性，至少可逆转一部分由出血造成的视力丧失，这种可能性为许多患者提供了希望。

近距离观察视网膜

视网膜是内衬在眼球后壁的一层薄薄的组织。它上面密集分布着数以百万计的感光细胞和神经细胞，这些细胞捕捉由眼球前方的角膜和晶状体聚焦在它们身上的光。感光细胞将光转换成电冲动，通过视神经传送到大脑，并将其转化为视觉图像。

感光细胞包括视锥细胞和视杆细胞两种。两种细胞对良好的视力来说缺一不可。视杆细胞对周边视力很重要，帮助你在昏暗的光线下看东西。视锥细胞能让你看到清晰的细节和区分颜色，但需要良好的照明才能正常运作。光线照在这两种细胞上，都会触发化学反应产生电冲动。

黄斑是视网膜的"高分辨率区"。黄斑区主要由视锥细胞构成，对于清晰的视力和鲜明的颜色与细节至关重要。黄斑内的一个小凹陷叫作中心凹，这是大量视锥细胞聚集的位置，为你提供最清晰的视力。

视网膜下面的一层血管称为脉络膜。这些血管给视网膜细胞提供营养。视网膜的最外层毗邻脉络膜，是一层薄薄的组织，称为视网膜色素上皮。视网膜色素上皮有助于维持视网膜的结构，为营养物质和代谢废物运输于脉络膜和视网膜之间提供通道。

体征和症状

黄斑变性的发展通常是一个渐进的无痛过程，尽管有时可能进展得很快。如果不治疗，这些变化会导致单眼或双眼的中心视力严重下降。黄斑变性的类型不同，症状和体征可能会有所不同。

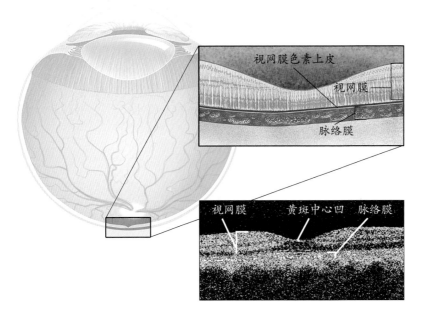

图2-1 眼球截面 眼球后部的内表面是视网膜，主要由感光细胞组成，这些细胞捕捉由眼睛前方的瞳孔透过来的光线。脉络膜是位于视网膜下方的一层滋养视网膜的血管。夹在视网膜和脉络膜之间的是一层薄薄的保护层，称为视网膜色素上皮。上方的图片显示了这三层结构。底部的图片是一张医学影像图，称为光学相干断层扫描，常用于眼病的诊断。这张图片显示了视网膜及其下层（包含脉络膜）的截面。黄斑中心凹是视网膜表面显著凹陷的部位，它负责大部分的中心视力。视网膜下方亮红色的一层是脉络膜

· 看印刷文字，尤其是小字体，变得越来越模糊。

· 所见颜色的强度和亮度降低。

· 难以识别面孔。

· 整体视觉逐渐变得模糊。

· 视野中有暗点或模糊点（盲点）。

· 视敏度（看细节的清晰度）全面下降。

· 需要用眼睛扫视周围才能得到完整的物体轮廓。

· 视觉扭曲（视物变形），例如街上的标牌呈现波浪状，或物体看起来比实际更小或更远。

· 适应低照明环境变得更加困难，例如从明亮的户外进入灯光昏暗的餐厅。

你一只眼的视力可能会由于黄斑变性变差，而另一只眼睛可以保持良好视力很多年。由于健康的那只眼睛能很好地补偿那只坏眼，你可能不会察觉到任何变化。一旦这种情况累及了好眼，你的视力和你的生活方式可能会受到极大的影响。

一些严重视力丧失的年龄相关性黄斑变性患者可能会出现视觉幻觉，例如不寻常的图案、几何图形、动物甚至奇形怪状的脸。虽然幻觉可能很可怕，但它们不代表患有精神疾病。

事实上，这些幻觉是很常见的，这种现象有一个名字——查尔斯·邦纳综合征。如果你有这些症状，建议你去咨询医生。

原因

黄斑变性通常发生在视网膜底层组织——视网膜色素上皮——恶化之后。视网膜色素上皮随着年龄增长而自然退化；视网膜和脉络膜之间存在重要的营养供给和废物清除的循环，视网膜色素上皮的退化与该循环的损坏有关。

虽然这些循环停止运作的原因还不清楚，但这种故障可能是由多种因素共同触发的。

黄斑区的视锥细胞和视杆细胞作为健康运作的组织，外节会持续消耗、脱落变成废物。这些废物在视网膜色素上皮中进行处理，然后移到脉络膜中清理。与此同时，视锥细胞和视杆细胞继续产生新的外节以取代它们刚废弃的外节。

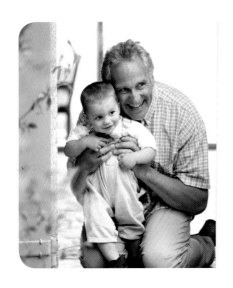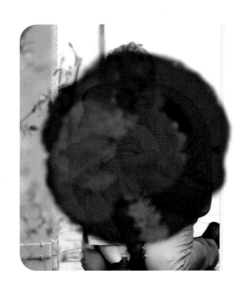

图2-2 黄斑变性的视觉 随着黄斑退化的进展，你与家人和朋友进行日常活动时的视力（左图显示的是正常视觉）总体会有一层朦胧感。随着时间的推移，你的视野中心会形成一个典型的盲点（如右图）

　　老化使得废物清理系统效率降低，导致废弃的外节开始在视网膜色素上皮中堆积。这种堆积干扰了黄斑感光细胞的正常功能，导致它们退化。受损的细胞不再通过视神经向大脑发出正常信号，因此你的视力变得模糊。

　　视网膜组织上的斑驳着色和块状废物堆积的外观称为视网膜玻璃膜疣，这是废物清除系统损坏了的证据。

　　正常的橙红色视网膜上，视网膜色素上皮逐渐减少的区域呈现不均匀、粗糙的外观，经常表现为清晰的圆形（地图样萎缩）。视网膜色素上皮逐渐减少会暴露出下面的脉络膜。

　　随着年龄的增长，视网膜上常会出现小团块状的玻璃膜疣，这些小团块不会影响你的视力。带有模糊边缘的大玻璃膜疣是需要重视的问题。它们可能合并在一起，累及黄斑并影响中心视力。

　　脉络膜的异常血管生长可能引起更严重的黄斑变性，这一过程被称为脉络膜新生血管。与正常血管不同，异常血管脆弱且易撕裂、出血。积聚的血液和液体抬高了视网膜色素上皮细胞。

　　一个直观的比喻——想想地底下生长的树根顶起一块人行道，导致地面凹凸不平。血液渗出导致视网膜色素上皮细胞肿胀、形成水疱，也损伤了其上黄斑的视杆细胞和视锥细胞。

脉络膜新生血管的形成原因尚不清楚，但异常血管的生长导致其他破坏视网膜色素上皮的过程变得更加复杂，例如废物处理系统的破坏。异常血管最终会变成瘢痕组织，导致你的视野中产生永久性盲点。

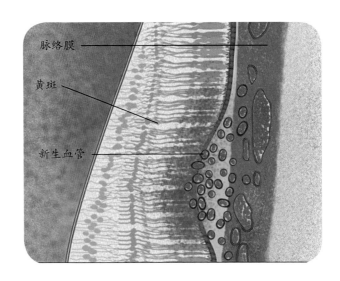

图2-3　脉络膜新生血管　随着视网膜色素上皮下异常血管的生长，一些血管最终会穿过这层薄薄的组织进入黄斑，渗出的液体积聚在这里并破坏感光细胞

科学家已经鉴定出你血液中会导致新生血管生长的某些分子（血管生成因子）。其中有一种是叫作血管内皮生长因子的蛋白质。血液中还有其他阻止血管生长的分子（抗血管生成因子）。

通常，你的身体在促进血管生长的分子和抑制血管生长的分子之间保持平衡。当这种平衡被破坏，血管生成因子超过并压倒抗血管生成因子时，就会出现脉络膜新生血管。

危险因素

虽然研究人员不知道年龄相关性黄斑变性的确切原因，但他们已经发现了许多增加这种疾病风险的因素。这些因素包括：

年龄。在美国，年龄相关性黄斑变性是60岁以上老年人严重视力丧失的最主要原因。

家族史。如果你家里有人患有或曾经患有黄斑变性，那么你患年龄相关性黄斑变性的风险会更高。近年来，研究人员已经发现了几个可以解释这种遗传倾向的基因。

种族。白种人相比其他种族群体更常患有年龄相关性黄斑变性，尤其是在75岁以后。

　　性别。女性比男性更容易患上年龄相关性黄斑变性。并且因为女性往往比男性活得长，她们因这个病而遭受严重视力丧失的可能性也更大。

　　吸烟。吸烟会使你患黄斑变性的风险加倍。吸烟是年龄相关性黄斑变性的病因中唯一可以预防的。

　　肥胖。严重超重增加了年龄相关性黄斑变性从早期或中期进展为更晚期的可能性。

　　浅色眼睛。蓝色或绿色眼睛的人似乎比那些深色眼睛的人更容易患年龄相关性黄斑变性。

　　阳光照射。眼睛长期暴露在阳光下可能会增加患黄斑变性的风险，但这种风险还没有得到证实，仍然存在争议。

　　心血管疾病。高血压、卒中、心脏病和冠状动脉疾病等情况在黄斑变性患者中更为常见。

筛查和诊断

　　在这种疾病导致严重的视力丧失前，定期筛查可能可以发现黄斑变性的早期表现。如果你注意到你的中心视力或你分辨颜色和细节的能力出现变化，你应该咨询眼科医生，特别是如果你年龄超过了50岁的话。黄斑变性可能进展很快，特别是晚期。你接受治疗的时间越早，阻止视力进一步下降的机会就越大。

　　要确定你是否患有黄斑变性，你需要进行一次全面的眼科检查。检查包括Amsler方格表测试。如果你有黄斑退化之类的情况，那么当你看网格表时，一些直线看起来会显得褪色、不完整或扭曲。相比之下，如果你没有眼病的话，网格线应该显得清晰而完整。

　　医生会用裂隙灯或眼底镜仔细地观察你的眼睛后部。医生会检查视网膜上是否存在斑驳着色和玻璃膜疣，特别是黄斑部位。他（她）也会寻找黄斑是否有血液和液体的渗出（出血）。

　　眼科检查可能包括影像学检查，例如荧光素血管造影。这项检查检测着色的变化或异常血管的存在，这可能是裂隙灯看不见的。一个类似的检测方法称为吲哚菁绿血管造影，可明确荧光素血管造影的结果或提供额外的信息。

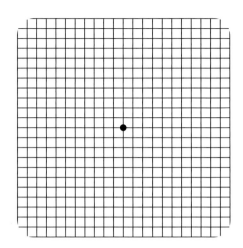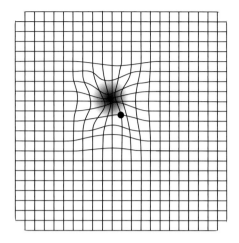

图2-4 黄斑变性的视觉症状 黄斑变性进展期患者看到的Amsler方格表（右图），可能会有扭曲的网格线或网格中心附近有个盲点

Amsler方格表

你可以在家里使用Amsler方格表定期监测你的视力。这个简单的测试可以帮助你发现你平时注意不到的视力改变。把网格挂在你经常看到的地方——例如放在冰箱或浴室镜子旁边——以提醒自己做测试。

以下是测试方法：

·保持良好的光线，与网格表保持约14英寸（35厘米）的距离。如果你平时使用矫正镜片或阅读镜，测试时也需戴上。

·遮住一只眼睛。

·用另一只眼睛直视方格的中心点。

·将眼睛聚焦在中心点上，同时注意是否所有网格线看起来都是笔直的、完整的（不间断的），并且一样黑、对比度一致。

·另一只眼重复以上步骤。

·如果你的视野中有一部分方格看上去缺损或呈现波浪状、模糊或昏暗，请立即联系你的医生。

光学相干断层扫描是另一种可能有助于诊断的影像学检查。光学相干断层扫描创建横断面图像，能清楚地显示视网膜和脉络膜的分层。光学相干断层扫描图像能显示视网膜增厚或变薄的区域，以及积聚液体的部位。

尽管一些黄斑变性患者已被发现有基因异常，但目前尚不能用基因筛查试验来诊断这种疾病。然而在将来，它们可能被用来预测早期患病的风险。

干性和湿性

黄斑变性主要有两种类型，通常被称为"干性"和"湿性"。

干性黄斑变性

干性黄斑变性是指视网膜色素上皮——分隔视网膜和脉络膜的保护层——开始退化和变薄（萎缩）。本病的特征是视网膜表面的斑驳着色和玻璃膜疣的外观。在视网膜的彩色照片上，玻璃膜疣就像黄色斑点。

大多数患者都属于干性黄斑变性。事实上，年龄相关性黄斑变性一开始都是干性。干性年龄相关性黄斑变性最初可能只影响一只眼睛，但在大多数情况下最终都会累及两只眼睛。

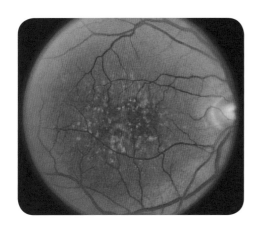

图2-5　早期干性黄斑变性　黄斑或黄斑旁的玻璃膜疣是早期黄斑变性的标志。在视网膜的彩色照片上，玻璃膜疣表现为黄色斑点

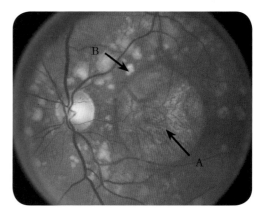

图2-6　进展期干性黄斑变性　视网膜中央的视网膜色素上皮变薄，在一些区域甚至完全消失，露出脉络膜血管（箭头A）。箭头B显示环绕黄斑的大玻璃膜疣

一开始，你可能只感觉到视力发生了一点点变化，或者毫无改变。通常，当你被诊断为早期干性黄斑变性时，你不会受到视物模糊等症状的困扰，除非你活到非常大的年纪。

但随着视网膜上的玻璃膜疣和斑驳着色持续进展，你的视力会逐渐恶化。视网膜色素上皮的变薄可能会进展到完全消失的地步。这可能会导致你的中心视力完全丧失。

根据病变的进展，干性黄斑变性一般分为三个阶段：

早期。如果检测到单眼或双眼的黄斑有很多小的玻璃膜疣或几个中等大小的玻璃膜疣，那么就被诊断为早期。一般来说，这个阶段没有视力下降。

中期。单眼或双眼检测到许多中等大小的玻璃膜疣或更大的玻璃膜疣。在这个阶段，你可能会注意到你中心视力的模糊。你在阅读或做细致的工作时可能需要更多的照明。

进展期。除了玻璃膜疣，进展期病变还有黄斑部感光细胞（视杆细胞和视锥细胞）的大量破坏，导致中心视力出现明显的模糊斑点。随着疾病的发展，这个斑点可能会增大，变得更浓厚或更不透明。

玻璃膜疣的大小和数量是进展期病变以及发展为湿性年龄相关性黄斑变性的风险的关键指标。

湿性黄斑变性

湿性黄斑变性开始于黄斑下方异常血管的生长，这一过程被称为脉络膜新生血管化。这种形式仅占所有年龄相关性黄斑变性病例的10%，但它是大部分严重视力下降的原因。

几乎每一个湿性年龄相关性黄斑变性一开始都是干性的。干性随时可能变成湿性，有时发生得非常早非常突然。

同时，干性黄斑变性也可能发展到进展期，而没有转变为湿性。如果

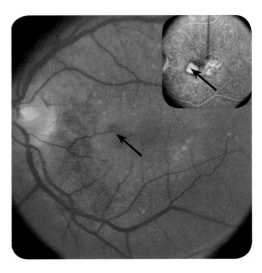

图2-7　湿性黄斑变性　视网膜彩色照片上的箭头表示黄斑下方的异常血管渗出液体的部位。同一只眼的荧光素血管造影可以让医生准确地检测出渗出液体的完整范围和边界（小图中的箭头）

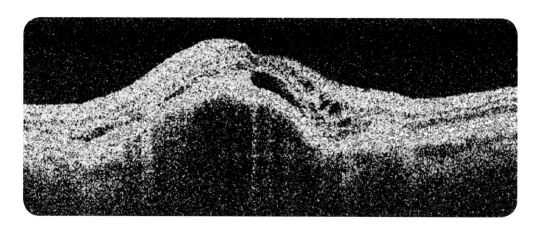

图2-8　视网膜色素上皮脱离　图为视网膜的光学相干断层扫描图像，显示了脉络膜（红色层）积聚液体，抬高了视网膜色素上皮

你的一只眼睛出现湿性黄斑变性，你的另一只眼睛出现湿性黄斑变性的概率就会大大增加。

湿性年龄相关性黄斑变性之所以被称为"湿性"，是因为脆弱的新生血管有液体渗出，液体积聚在黄斑下方，形成水疱或肿块。患有湿性年龄相关性黄斑变性的眼睛也具有干性年龄相关性黄斑变性的特征——玻璃膜疣和视网膜上的斑驳着色。

眼科医生用荧光素血管造影显像来检测视网膜下脉络膜新生血管的不同模式。这些模式可以用来识别湿性年龄相关性黄斑变性的不同形式。

隐匿型。这种形式中，异常血管和血液渗出未超出视网膜色素上皮层。病情进展缓慢，并且黄斑变性可能被其他因素掩盖。在荧光素血管造影中，脉络膜新生血管可能表现为点状。

经典型。异常血管的生长开始穿透视网膜色素上皮，增加了黄斑的损害。在血管造影中，荧光素染料的亮度（强荧光）能明确典型脉络膜新生血管的存在。

混合型。有时，荧光素血管造影显示视网膜中同时存在隐匿型和经典型脉络膜新生血管。这种情况可以是"最大经典"或"最小经典"的形式。

视网膜色素上皮脱离是一种特殊类型的湿性黄斑变性，是指血液和液体从脉络膜渗出，在黄斑上形成一个水疱。导致这个现象的异常血管，既可能已经长到了脉络膜外，也可能还没有。

若异常血管存在，这种情况称为纤维血管性视网膜色素上皮脱离。视网膜色素上皮脱离后，你的视力可以保持相对稳定几个月甚至数年，然后才慢慢开始恶化。

治疗

　　过去，黄斑变性的治疗主要着眼于保护现有的视力和防止视力进一步下降，而不是改善视力。医生们试图延缓疾病进展，然而目前认为已经发生的视力损伤是不可逆转的。

　　新的研究正在逐步改变这种疾病的治疗方法。永久性视力丧失不再被视为黄斑变性不可避免的后果。如果在疾病早期就采用新的治疗方法，可能会修复一些损伤并改善视力。这就是为什么越早诊断黄斑变性，你保留有功能的视力的机会就越大。

　　大多数早期到中期黄斑变性的患者都是干性黄斑变性。虽然干性黄斑变性是最难治疗的，但是严重视力下降的风险低于湿性黄斑变性。因为干性黄斑变性经常进展缓慢，许多患者能够继续依赖他们的视力过着相对正常的、充实的生活，特别是在只有一只眼睛受到影响的情况下。

选择最有效的治疗方法

　　彻底检查视网膜和底层结构有助于选择出治疗湿性黄斑变性的最佳方案。这是基于检查到的疾病所处阶段做出的决定。

　　医生检查的内容之一是脉络膜新生血管的模式——判断新生的异常血管是以隐匿型隐藏着（位于视网膜色素上皮下方）还是以经典型暴露出来（位于视网膜色素上皮上方）。

　　检查的另一项内容是视网膜上的脉络膜新生血管的位置，是远离黄斑中心凹（中心凹外）、贴近中心凹（中心凹旁）还是在中心凹正下方（中心凹下）。由于黄斑是中心视力的关键，因此中心凹下的脉络膜新生血管比其他位置的更难治疗。

　　第三项内容是确定脉络膜新生血管的边界的清晰程度——边界清晰还是边界不清晰。相比于用激光封闭弥漫区域的异常血管，用激光治疗位于中心凹外的边界清晰的脉络膜新生血管，要更加简单、安全。

尽管进展期干性黄斑变性或未经治疗的湿性黄斑变性患者可能遭受严重的视力丧失，但这并不意味着会完全失明。虽然中心视力的下降严重限制了你的能力，但你仍然保留着感知光线的能力和周边视力。

若被诊断了黄斑变性，视网膜专家会选择一个特定的治疗方案或联合治疗方案，以获得最佳效果。你应与你的眼科医生讨论这些方案的所有风险、益处和可能的并发症。

干性黄斑变性的治疗

在2001年"年龄相关性眼病研究"的结果公布前，干性黄斑变性没有有效的治疗方法，该研究为延缓疾病进展提供了一个明确的方向。研究发现，每日服用含有高剂量维生素C、维生素E、β-胡萝卜素（通常是维生素A）、锌和铜的补充剂，可将进展期或更严重的黄斑变性的风险降低25%。关于"年龄相关性眼病研究"项目的更多信息，参见下文。

其他潜在治疗方法的研究正在进行中。最近完成的一项研究——"年龄相关性眼病研究2"——略微改变了补充剂的配方：在"年龄相关性眼病研究"配料中增加了抗氧化剂叶黄素和玉米黄素以及ω-3脂肪酸。随后，科学家们检测了新配方对阻止或延缓黄斑变性进展的作用。

"年龄相关性眼病研究2"项目的研究结果表明，ω-3脂肪酸对延缓或预防疾病没有帮助。然而，在原配方中添加叶黄素和玉米黄素，去除β-胡萝卜素，有阳性结果——添加这些抗氧化剂有助于降低黄斑变性恶化到进展期的风险。

因此，大多数眼科医生会建议使用修改后的配方——不含β-胡萝卜素，增加叶黄素和玉米黄素。这种组合适合吸烟者和不吸烟者。

湿性黄斑变性的治疗

当一个人开始注意到他（她）视野中的黑点或波浪形扭曲时，可能是湿性黄斑变性的早期表现，这是年龄相关性黄斑变性的类型中对视力危害更严重的一类。这些症状是由于血液和液体从异常血管渗出，在视网膜色素上皮下汇集，抬高气泡或水泡中的小部分组织。

未经治疗的异常血管通常会变大，继续渗出血液和液体，造成更严重的视力丧失。

即使治疗不能治愈或预防湿性年龄相关性黄斑变性，它也常能阻止或延缓它的进展，让你保留一部分有用的视力。同时，一些实验性疗法即将问世，为限制年龄相关性黄斑变性造成的视力丧失提供了希望。

激光治疗

一种称为黄斑光凝的激光疗法被用于密封渗漏的血管、阻止视网膜和脉络膜新生血管的生长。

只有很少一部分黄斑变性患者适合接受这种治疗。一方面，激光手术只适用于有湿性黄斑变性的病人，约占所有年龄相关性黄斑变性患者的10%。此外，脉络膜新生血管的位置必须非常清晰并且远离黄斑中心凹（中心凹外），然而很多人的情况都不是这样。

激光治疗过程中，手术医生使用高能量（热）激光束在视网膜异常血管的区域产生一系列小范围的烧伤。烧伤使血管封闭，防止进一步渗漏。整个过程可能需要5~10分钟。

手术的风险包括激光的间接渗漏，它可能损伤到位于血管上方的黄斑感光细胞。激光烧伤的每一个位置会形成瘢痕，在你的视野中留下永久的盲点。

另一个坏处是，已经成功封闭或破坏的脉络膜新生血管有复发的倾向。复发经常发生在黄斑中心凹下方。当这种情况发生时，不能选择重复激光治疗，因为你不想彻底破坏黄斑中心凹。

仔细权衡了潜在的益处和风险后才可选择光凝治疗。一方面，如果不治疗湿性年龄相关性黄斑变性，视力可能会继续恶化。另一方面，激光治疗可能会轻微恶化视力或只在很短的时间内改善它。综合考虑你的黄斑和其他健康问题后再决定是否使用激光治疗。

光动力疗法

光动力疗法用于治疗生长在中心凹下或中心凹旁的异常血管。光动力疗法结合了冷激光和注入血液的光敏药物。

维替泊芬（商品名：维速达尔）是唯一经美国食品与药品管理局批准用于治疗脉络膜新生血管的光敏药物。维替泊芬注入手臂血管后，经由你的血液，在视网膜

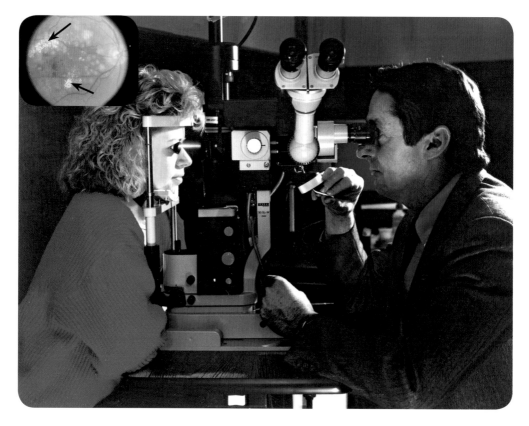

图2-9 黄斑光凝 一个特殊的透镜放置在图左患者的眼睛上，将激光聚焦在视网膜下方异常血管生长的地方，封闭血液和液体的渗出。视网膜上每个被激光烧伤的位置形成了瘢痕组织（见小图中的箭头）

的异常血管处聚集。健康的组织中不会汇聚这种染料，因此不会受激光的影响。

医生把冷激光对准治疗区，激活光敏药物，引起光化学反应破坏和异常血管封闭。这对黄斑区的视杆细胞和视锥细胞的损伤是最小的，很大程度地保留了中心视力。治疗后的脉络膜新生血管变成一个很薄的瘢痕。如果异常血管未封闭或血管再次打开，可在间隔3个月后重复光动力疗法。

光动力疗法在疾病早期阶段最有效。由于光敏药物会在你身体里残留一阵子，因此你必须远离太阳几天，不然会有严重晒伤的风险。

抗血管生成疗法

新的血管在体内生成是正常现象。例如，受伤后受损组织的愈合处可能有血管形成。这个过程被称为血管生成，由特定蛋白质诱发，例如血管内皮生长因子——

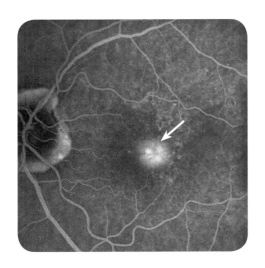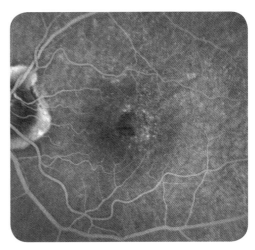

图2-10 光动力疗法 左图显示的是黄斑下方异常血管的渗出（见箭头）。右图是接受了光动力疗法之后的同一只眼，消除了渗出

血管细胞的生长信号。

治疗湿性黄斑变性的一个常用方法是减少这些异常血管的形成。这种疗法使用的药物叫作抗血管生成药物。它们通过抑制引起血管生长的蛋白质——如血管内皮生长因子——而发挥作用。这种疗法需持续进行，需要定期给药，因为身体会不断产生血管内皮生长因子。

这种疗法解决了激光治疗的几个问题。首先，抗血管生成治疗的受众广，而不仅仅用于脉络膜新生血管位于中心凹以外的患者。

其次，抗血管生成治疗不太可能导致视力丧失。激光治疗可以封闭异常血管，但一般是以损害视力为代价的。每个激光脉冲都会破坏覆盖在脉络膜新生血管上的一小部分视网膜和感光细胞。

用于抗血管生成治疗的药物包括：

雷珠单抗。美国食品与药品管理局于2006年批准雷珠单抗（商品名：诺适得）用于治疗湿性黄斑变性。这种药物通过抑制血管内皮生长因子的活性，来阻止新的异常血管形成。诺适得直接注射到眼内玻璃体，每月一次。在雷珠单抗的临床试验中，接受药物治疗达12个月的患者中，有95%的人视觉稳定或改善。

贝伐单抗。贝伐单抗（商品名：阿瓦斯汀）是与诺适得很相近的另一种抗血管内皮生长因子。阿瓦斯汀自2005年起投入使用，用法也是直接注射进玻璃体。阿瓦斯汀通常用于结肠癌和直肠癌，而年龄相关性黄斑变性不是阿瓦斯汀的适应

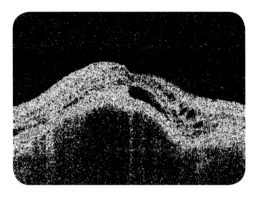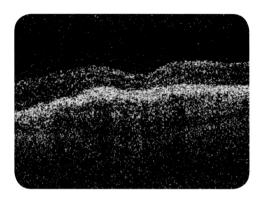

图2-11　抗血管生成治疗　左图是光学相干断层扫描图像，显示黄斑部的肿胀和积聚的液体。右图显示的是接受抗血管生成治疗后的视网膜同一区域

证。对比阿瓦斯汀和诺适得的临床试验（称为CATT试验）表明，两年内采取相同给药方案的两种药物的治疗效果相似。

阿柏西普。阿柏西普（商品名：艾力雅）是最新批准的抗血管内皮生长因子药物。它的用法是前三个月每月注射一次，然后每两个月注射一次。试验结果表明，艾力雅的这种给药方案与诺适得的每月给一次药的方案的效果类似。

这种直接向眼睛里注射药物的方式的最常见副作用包括结膜出血、眼痛、漂浮物、眼压增高和眼部炎症。因注射导致眼部感染的风险较低。

目前，这种疗法有许多不同的治疗方案。大多数医生会根据临床试验的结果选择每月注射一次药物。他们也可能会综合考虑多种因素而决定注射较少的药物或维持每月注射。

定期进行眼部影像检查——如光学相干断层扫描和荧光素血管造影——对于监测疾病的进展和做出治疗决定非常重要。

研究中的疗法

目前正在研究许多治疗黄斑变性的药物，包括眼药水、眼部注射药物、长效缓释药、放疗和维生素。也有遗传研究正在进行。这些临床试验正处于不同的阶段。

手术治疗

黄斑变性很少用手术来治疗。在某些情况下，当视网膜下发生了大出血，可以进行黄斑下手术以清除或进行气体置换术。

玻璃体腔内注射

抗血管生成药物的给药方式是直接注射到眼球玻璃体内。这是最有效的视网膜用药方式，因为药物可以直接到达视网膜。当用其他给药方式时——例如注射入血液——到达视网膜的药量就要小得多，因此需要更大的剂量才能发挥效力。

玻璃体腔内注射出现并发症的风险很低，出现的问题通常是暂时的并且可以治疗。最常见的副作用是眼球发红、刺痒感。最严重的并发症是严重的眼内感染（眼内炎）。其他可能的并发症包括视网膜脱离、眼内出血和高眼压。

黄斑转位术的过程很复杂，手术医生从眼球后方分离视网膜，然后将其翻转，再将其重新贴上。这样做能将中心凹从脉络膜新生血管下方的区域转移到健康组织的区域。中心凹处生长的异常血管用小镊子或激光去除。

如果视力丧失是近期出现的、脉络膜新生血管的范围很小且黄斑中心凹周围的组织是健康的，那么可以进行黄斑转位术。如果黄斑上的感光细胞在转位术后功能仍正常，手术后视力可能会恢复一些。另一个手术——旋转眼球的肌肉来矫正斜视——必须在这之后进行。在这个抗血管生成治疗的时代，黄斑转位术很少见。

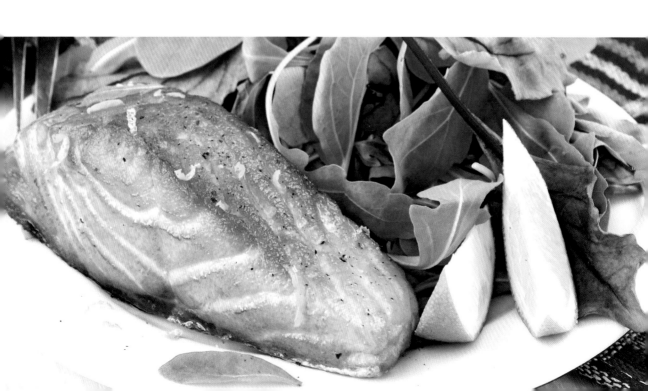

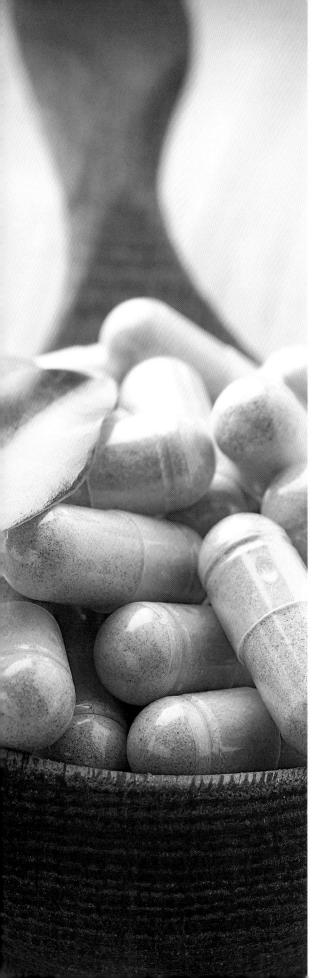

预防

你不能改变你的种族或基因结构，也不能让你自己不变老——这些是年龄相关性黄斑变性的最主要危险因素。但是采取以下措施可能有助于预防疾病或延缓疾病的进展。你越早开始采取这些措施——在黄斑变性导致视力的不可逆损害之前——它们的效果越好。

吃含有抗氧化剂的食物

含有丰富的水果和蔬菜——尤其是绿叶蔬菜——的营养均衡的饮食可能是保持视网膜健康的最重要因素之一。

"年龄相关性眼病研究"项目的结果表明你的饮食中应该包括含抗氧化剂的食物。抗氧化剂可以防止视网膜等组织的氧化损伤。寻找富含维生素A、维生素 C 和维生素E的食物，包括胡萝卜、花椰菜、菠菜、番茄、红薯、柑橘类水果、浆果、哈密瓜、杧果、全麦制品、小麦胚芽和坚果。

吃鱼

在一些研究和特定人群中已经发现，经常食用鱼类和鱼类中的 ω–3脂肪酸可能会降低黄斑变性的风险。如果你想更频繁地吃鱼，就要小心了，某些类型的鱼可能含有高浓度的毒素和其他污染物。

补充维生素和矿物质

你可能需要服用补充剂以得到足够

的维生素和矿物质。你可以购买单种的补充剂，也可以购买复合补充剂。但是在使用任何补充剂之前——尤其是大剂量服用——要先咨询你的医生。除非你的医生给你指示，否则任何药品的摄入量都不要超过推荐摄入量。

大剂量的补充剂可能与你服用的其他药物产生相互作用，或者它们可能本来就不适合你。例如，如果你现在吸烟或者曾经是烟民，那么高剂量的β-胡萝卜素可能会大大增加你患肺癌的风险。如果你每天服用复合维生素，你需要检查药品标签，确保锌、维生素A、维生素C和维生素E不超过推荐摄入量。

戴上能阻挡有害紫外线的太阳镜

大多数紫外线可以被眼睛前方的角膜和晶状体滤过。不过，在室外时你戴上琥珀色太阳镜会更安全。挑选那种能滤过99%~100%紫外线A和紫外线B的眼镜。

戒烟

吸烟者比不吸烟者更容易患黄斑变性。让你的医生帮助你戒烟。

管理其他疾病

你的健康状况越好，你的视网膜健康状况就越好。例如，如果你患有心血管疾病或高血压，请服用药物，并按照医生的指示控制病情。

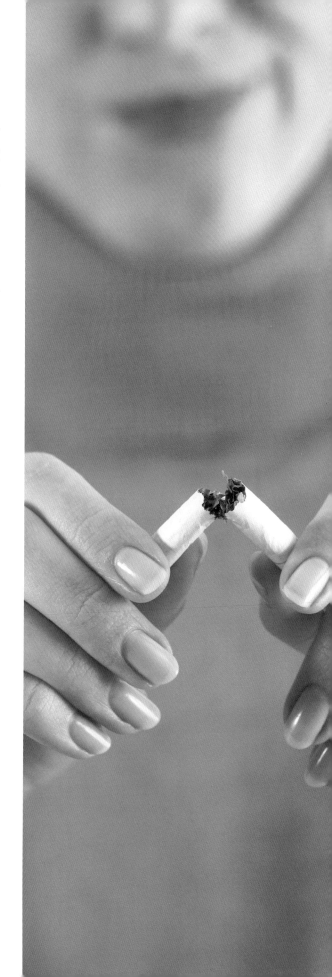

定期检查眼睛

早期发现黄斑变性增加了防止视力丧失的机会。如果你的年龄大于40岁，每两到四年检查一次；如果你的年龄大于65岁，每一到两年检查一次。如果你有黄斑变性家族史，那么要更频繁地检查眼睛，比如每年检查一次。

定期监测视力

如果你被诊断为早期黄斑变性，你的医生可能会建议你定期监测视野。自己使用Amsler方格表就可以轻松完成这个任务。这可能有助于你在最早的时间发现视觉的细微变化，并及时寻求帮助。

如果你因黄斑变性而出现视力丧失，你的医生可以给你开具一种叫作低视力辅助装置的光学设备，帮助你更好地看到细节。你的医生也可能会将你转给低视力专家。此外还有各种各样的支持服务和康复项目帮助你调整你的生活方式。

拓展链接　眼部医学成像一览

　　除了标准眼部检查中的测试，眼科医生还可以依靠其他测试来帮助评估视力和发现疾病。通常，医学成像是识别眼睛异常结构和眼功能轻微损坏的重要工具。

　　部分医学成像的原理是利用电磁波或声波。不同形式的波被传送到眼睛区域，由特殊传感器收集，这些传感器将信息转换为实时图像。有时会使用特殊的过滤器或着色剂来突出显示图像上的特定信息。

　　这些先进的成像技术能展现出眼睛内部结构的可视化的精确细节，特别是视网膜和视神经，这些结构在没有做手术前很难检查。眼科医生最常用的成像技术包括眼底彩照、荧光素血管造影、超声检查和光学相干断层扫描。

　　医学影像学已成为检测和诊断各种眼科疾病、评估疾病造成的损伤、指导疾病治疗和追踪治疗效果的重要工具。随着成像技术的不断发展，眼科医生可以获得更高质量的信息。随着影像学的应用增多，用有创操作——如手术——来检测疾病的需要减少了。

眼底彩照

　　眼底彩照通常会产生非常清晰的视网膜图像。在医学术语中，"底"指的是空腔脏器的底部或基底。眼"底"包括视网膜及其下方的组织，如脉络膜，因位于后部而难以检查。

　　眼底彩照通常被用来诊断各种各样的眼部疾病，并为视网膜颜色和外观的变化做一个有价值的记录。

　　测试时，用装置托住你的下巴支撑头部，前额抵在眼底装置的前部，这个装置是显微镜和照相机的组合。直接通过瞳孔的开口拍摄眼底照片。可以用特殊的着色剂和彩色滤光片来提高对比度。

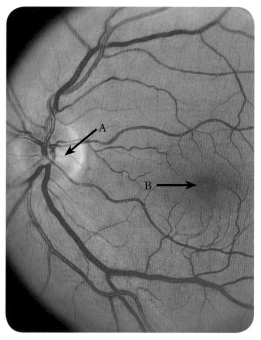

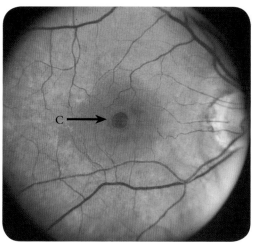

图2-12　健康的视网膜呈现均匀的淡红色。视盘是橙黄色的圆形结构，血管从中央呈辐射状穿出（箭头A）。黄斑是位于视网膜中心的深红色斑点（箭头B）。下图显示的是视网膜中心有黄斑裂孔形成（箭头C）

荧光素血管造影

　　荧光素血管造影通常用于研究视网膜的血管循环。这项检查采用荧光素染料和一种特殊的相机，相机能过滤掉除了染料以外的所有波长的可见光。

　　拍摄出的高对比度的黑白照片，能让眼科医生看到组织肿胀（水肿）以及血管壁难以察觉的或隐藏的特征，例如微小凸起（微动脉瘤）和小撕裂口渗出的血液和液体。这项检查也能显示新生长出的血管（新生血管）。

　　检查的第一步是将荧光素染料注射进入手臂的静脉。当染料经过循环系统到达视网膜的血管后，照相机会快速地拍摄一系列照片，从而显示染料如何通过视网膜的毛细血管。

　　在荧光素染料显示不充分的情况下，眼科医生可能会选择另一种染料，该染料在另一种不同波长的光下可见。例如，吲哚菁绿血管造影能显示视网膜下方的脉络膜的更多细节。

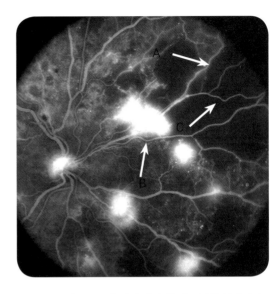

图2-13　极小的微动脉瘤（箭头A所指的白点）和异常新生血管的渗出（箭头B所指的边缘不清的云状物）提示了糖尿病视网膜病变。注意图中的黑色区域代表视网膜毛细血管已经"脱落"、血流不佳（箭头C）

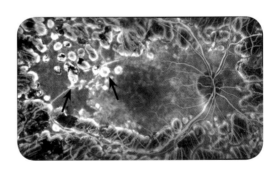

图2-14　图中的箭头所指的清晰的圆形，代表的是光凝治疗后的激光烧灼处

超声检查

　　超声检查利用声波来绘制眼睛内部的图像，这跟用声呐技术绘制水下物体的图像的原理是一样的。A超很适合用于测量眼睛的大小和形状。B超能显示眼睛的二维截面，有利于诊断视网膜脱离、肿瘤和眼内炎症。

　　使用麻醉眼药水后，将一根杆状的传感器放在眼睛前面，发射高频声波（见下图）。这些声波从眼睛内部结构反射回传感器，将反射波转换成外部监视器上的图像。声波撞击不同密度的组织，产生不同波长的反射波。

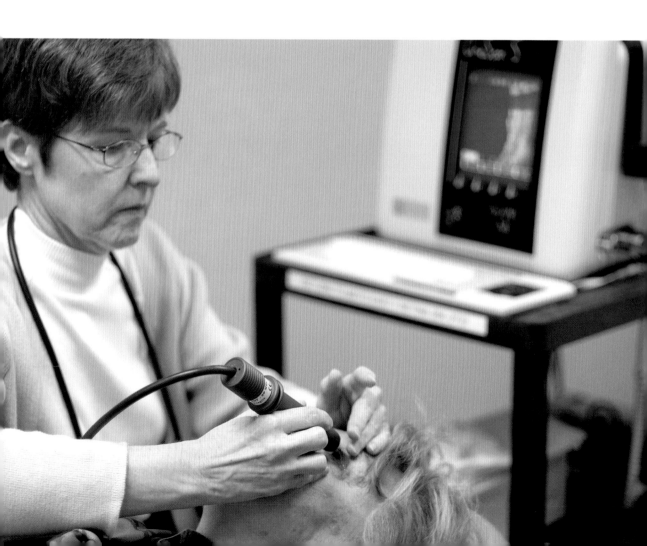

光学相干断层扫描

光学相干断层扫描结合了超声成像的原理和显微镜的高分辨性能。光学相干断层扫描捕捉由眼睛内部结构反射来的红外光波，不过它的分辨率比利用声波实现的要大许多倍。光学相干断层扫描可以得到一个详细的横断面图像，清晰显示视网膜和其底层清晰的边界。

图像加上了伪彩以更好地读图——明亮的颜色如白色、黄色和红色代表高反射的区域（密度较大），深色如蓝色和黑色代表低反射的区域。该方法可用于检查视网膜厚度，诊断黄斑裂孔、黄斑水肿、黄斑变性和视网膜炎症等疾病。

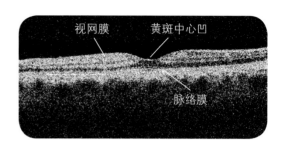

图2-15　光学相干断层扫描图像是一个正常视网膜的截面，脉络膜是位于视网膜下方的红色层

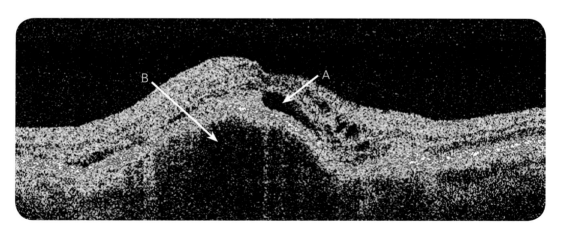

图2-16　光学相干断层扫描图像显示的是脉络膜异常血管生长的后果——注意视网膜下方的积液囊（箭头A）和视网膜色素上皮的圆顶状脱离（箭头B）

眼病的诊断

在一次眼科检查中，眼科医生可以使用多种医学成像技术，以获得视网膜的全貌并证实各个检查的结果。

检查所拍摄的第一张图片可能就是眼底彩照。视网膜表面的暗紫色斑块（箭头A）代表黄斑下方异常血管渗出血液和液体的地方。视网膜表面还可见黄色斑点样的小玻璃膜疣（箭头B）。

同一视网膜的荧光素血管造影，清楚地显示了在视网膜下采集到的渗出血液和液体的边界（箭头C）。

光学相干断层扫描显示的是同一病变不同的截面。图像上有一积聚血液和液体的囊（箭头D），导致视网膜组织肿胀并导致视力损伤。图中还有一处明显的视网膜下液体刚开始形成的小囊（箭头E）。

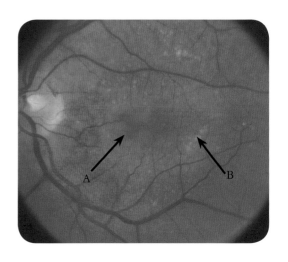

图2-17 眼底彩照

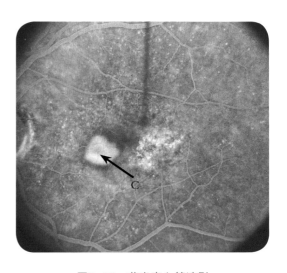

图2-18 荧光素血管造影

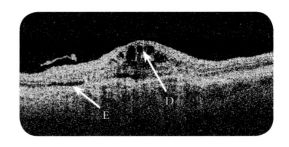

图2-19 光学相干断层扫描

第三章

糖尿病视网膜病变

视力下降是糖尿病患者面临的一个重大问题。美国糖尿病协会表示，如果你患有糖尿病而没有控制好，那么你失明的风险非常高。并且，你患上青光眼的概率会增加40%，患上白内障的概率增加60%。

糖尿病致盲虽然听起来非常可怕，但是希望应多于惊慌。只要能早期发现、早期治疗，糖尿病视网膜病变导致视力丧失——最严重的糖尿病相关眼病——的风险就很小。

如果你患有糖尿病，你可以采取几项措施来保护视力。这些措施包括每年进行眼科检查、控制血糖和血压。

糖尿病与眼

"糖尿病"这个术语指的是影响细胞利用血糖的一组疾病。葡萄糖通过循环系统在体内转运。葡萄糖对你的健康至关重要，因为它是身体主要的能量来源。如果你患有糖尿病，最终可能会导致你的血液中有过多葡萄糖，而葡萄糖的积累会导致严重的健康问题。

糖尿病主要有两种类型。1型糖尿病是指你的身体只产生很少胰岛素或根本没有胰岛素。胰岛素是一种激素，有了它，细胞就可以吸收和处理葡萄糖。2型糖尿病是糖尿病中最常见的类型，是指你的身体虽然会产生胰岛素，但是你的细胞对它有抵抗。在这种情况下，身体里大部分葡萄糖留在细胞外并积聚在你的血液中。

糖尿病是一种全身性疾病，这是指它会影响你从头到脚的整个身体，而不仅仅

糖尿病视网膜病变的体征

如果存在糖尿病视网膜病变，仔细检查视网膜通常会发现如下特征性体征：

渗出物。视网膜毛细血管的渗出管壁周围会出现类似于奶油色或黄色微小斑点的脂肪沉积物。除非沉积在黄斑，渗出物一般不会导致视物模糊。

棉絮斑。由于慢性高血糖，滋养视网膜的毛细血管有时会被堵塞。缺乏营养的视网膜区域可能出现神经损伤，表面呈现为发白、蓬松的小束状物。由于血流阻塞造成的组织损伤称为缺血。

玻璃体积血。视网膜上的新生血管脆弱、易破裂，尤其容易因萎缩玻璃体的拖拽而破裂。血管破裂或微动脉瘤渗出的血液流入清澈的玻璃体。轻微出血可能造成一些视野中的暗点或漂浮物。更严重的出血会使玻璃体混浊，阻碍光线进入视网膜。

由于有治疗方法，玻璃体积血通常不会引起永久性视力丧失。血液通常在几个月内从眼中清除，视力可以恢复到以前的清晰度（除非视网膜受损）。

黄斑水肿。非增生期糖尿病视网膜病变导致视力丧失的最常见原因是黄斑水肿。毛细血管渗漏的液体积聚在黄斑，导致组织肿胀。这些液体常在囊肿样的囊中聚集。症状包括中心视物模糊和视野中的物体呈波浪形轮廓。

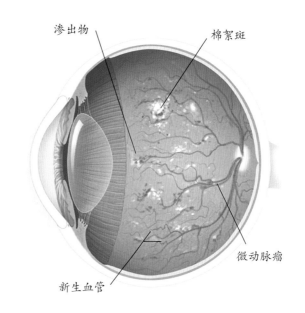

渗出物

棉絮斑

微动脉瘤

新生血管

是一个部分或一个器官。糖尿病患者会逐渐发生远期并发症，导致其他致残或危及生命的疾病，包括心血管疾病、神经损伤、肾衰竭、感染风险增加和视力丧失。

视网膜病变是指一系列影响眼睛视网膜并可能致盲的情况。视网膜病变的根本原因可能是一种疾病，如糖尿病或高血压。

若患有糖尿病，血液中积累的葡萄糖会损伤血管——血管负责将氧气和营养物质输送到身体的各个器官和组织，包括眼睛。位于眼球后部的细小的血管（毛细血管）通常是最先受损的血管之一。

视网膜和黄斑区的毛细血管可能会膨胀并渗出液体到视网膜下导致视物模糊，这被称为黄斑水肿。这是糖尿病视网膜病变导致视力下降的一个常见原因。

视力下降的另一个原因是视网膜中异常血管的生长。这些血管会破裂出血，血液流进清澈的玻璃体腔，使你视野呈云雾状。这被称为增生期糖尿病视网膜病变，指的是存在新血管的增殖。

在晚期，异常的血管可能会收缩而牵拉视网膜，导致牵拉性视网膜脱离。

你患糖尿病的时间越长，你就越可能发生糖尿病视网膜病变。根据美国国家眼科研究所的统计，诊断为糖尿病（包括1型糖尿病和2型糖尿病）的人中有40%～45%处于糖尿病视网膜病变的某些阶段。

视网膜病变的类型

糖尿病视网膜病变有两种类型。医生通过一次彻底的眼科检查，给你散瞳以仔细观察眼球内部，可以检测到这两种类型。通常情况下，视网膜病变对两只眼睛的影响程度是类似的，尽管其中一只眼睛的病变程度也可能比另一只眼更高。

非增生期视网膜病变

非增生期糖尿病视网膜病变是最常见的类型，也是最早期的类型。它有时也被称为背景型糖尿病视网膜病变。即使这个阶段（背景型）的视力损伤相对轻微，但这是更严重的损伤即将来临的一个明显的警告信号。

在非增生期糖尿病视网膜病变中，血液中的高水平葡萄糖损伤了视网膜的毛细血管壁。血管壁上形成微小的凸起，称为微动脉瘤。微动脉瘤可能会开始渗出血液和液体，进入视网膜。

即使你的糖尿病得到了控制，也可能会出现非增生期糖尿病视网膜病变。通常来说，症状较轻微，可能不会影响到你的视觉。

非增生期糖尿病视网膜病变的视觉问题通常由黄斑水肿导致，这种情况下微动脉瘤渗出的血液和液体已经积累了起来。当一些毛细血管关闭，导致流向黄斑的血液减少时（黄斑缺血），也会导致问题的出现。

在视网膜的图像上，黄斑是中心的红色斑块。黄斑对中心视力非常重要，当它不能正常工作时，你的中心视力就会变得模糊。

增生期视网膜病变

增生期糖尿病视网膜病变是疾病更晚期的一种形式。很多患有重度非增生期糖尿病视网膜病变的患者会在1年内发展成增生期糖尿病视网膜病变。视网膜病变发展到"增生期"，是指许多异常的新生血管开始在视网膜或视神经上生长或增生。这些血管也可能朝透明的玻璃体里生长。因为这些血管的管壁非常脆弱、非常薄，它们经常裂开，渗出血液和液体。

高血糖导致毛细血管广泛闭合，随后引起新血管的异常生长。长出新血管是为了补充这些区域的血流。然而实际上，这些血管无法补给缺氧组织。相反，它们会导致一些影响中心视力和周边视力的并发症，包括以下几类：

牵拉性视网膜脱离

新生血管常伴有视网膜表面的瘢痕组织。瘢痕组织收缩，将上层和下层拉开。当玻璃体由于老化而自然萎缩时，生长进玻璃体的新血管开始牵拉视网膜。这种张力（牵拉）可能导致视网膜脱离，形成视野中的空白或模糊区域。

新生血管性青光眼

视网膜新生血管生长的同时，可能伴随着眼睛前部的虹膜上新生血管的生长。这会引起眼压增高，导致一种叫作新生血管性青光眼的疾病。

由于这些变化的根本原因是眼睛后部存在问题，因此这个情况可以用全视网膜

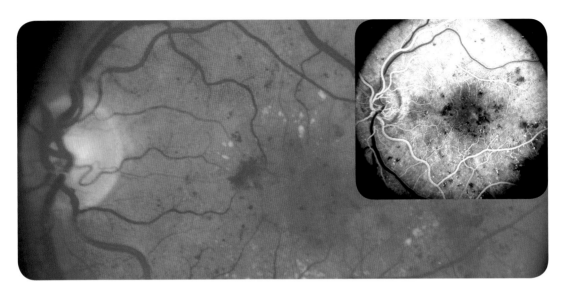

图3-1　非增生期糖尿病视网膜病变　血管充血、微血管瘤（小红点）、出血（大红斑）和渗出（黄斑）是非增生期糖尿病视网膜病变的常见体征。在同一只眼睛的荧光素血管造影图像（见小图）上，大量的微动脉瘤表现为亮白点。黑斑是出血和渗出

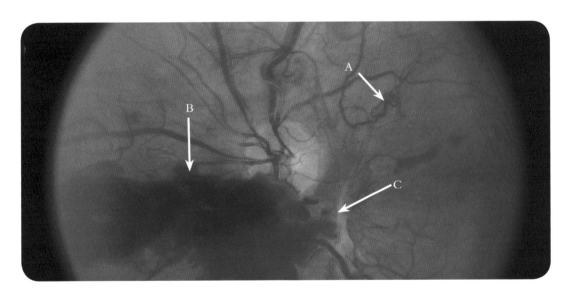

图3-2　晚期增生期糖尿病视网膜病变　在增生期糖尿病视网膜病变的晚期，异常的血管在视神经和视网膜上生长，并向玻璃体腔内生长（箭头A）。这些血管破裂造成大量出血（箭头B）和视网膜瘢痕组织的形成（箭头C）

糖尿病引起的视物模糊

视物模糊通常由血糖水平波动引起。长期高血糖会导致糖和它的分解产物在眼睛晶状体中堆积，引起晶状体膨胀，导致近视——即远处的物体变得模糊。一旦血糖得到控制，近视会好转，晶状体可以恢复到正常厚度。

视物模糊也可能源于黄斑肿胀（水肿），而与血糖水平无关。这个原因受到更多关注，因为未治疗的黄斑水肿会损害中心视力。在白天，黄斑肿胀可能会波动，导致你的视力时好时坏。

当增生性糖尿病视网膜病变的新生血管在玻璃体中形成时，新生血管可能会发生渗出，引起黑点漂浮在你的视野内或视野之外。常在出现这些漂浮物后数天或数周，大量出血进入玻璃体，引起朦胧的云雾模糊你的视野。

光凝等方法治疗。如果不治疗，新生血管性青光眼可引起疼痛、视力丧失，甚至可能失去整只眼睛。

症状和体征

在糖尿病视网膜病变的早期阶段，大多数人没有什么体征和症状，直到晚期才会有明显的视力变化。

为了能在最早期且最易治愈的阶段就发现糖尿病视网膜病变，最好的办法是安排定期的眼科检查。

随着糖尿病视网膜病变向更严重的阶段进展，可能出现的视觉症状包括：

·"蜘蛛"、"蜘蛛网"或微小的"尘埃"在你的视野里漂浮。

·阻挡视力的暗条纹或红膜。

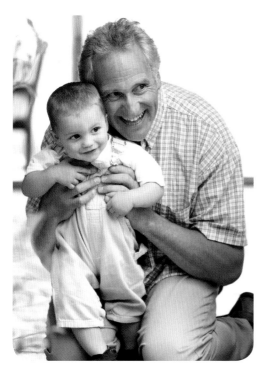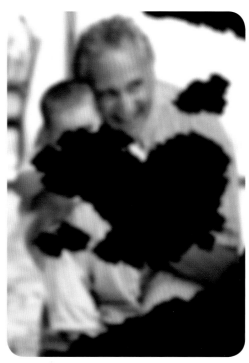

图3-3　糖尿病视网膜病变的视觉　随着糖尿病视网膜病变向更严重的阶段发展，正常的视觉（左图）会因玻璃体积血而变得模糊（右图）。你视野中的某些区域可能会被完全遮挡

· 总体视力丧失，但一只眼比另一只更严重。

· 视物模糊，可能有波动。

· 视野中有黑暗或空虚的区域。

· 夜视不良。

· 难以适应光照由亮变暗。

危险因素

美国国家眼科研究所估计，40%～45%被诊断为糖尿病的美国人患有某种类型的糖尿病视网膜病变。如果你患有糖尿病，不管你是1型还是2型，你都有糖尿病视网膜病变的风险。你患糖尿病的时间越长，视网膜病变的风险就越高。

一般来说，1型糖尿病病人患视网膜病变的风险更高，因为他们易在年轻时就

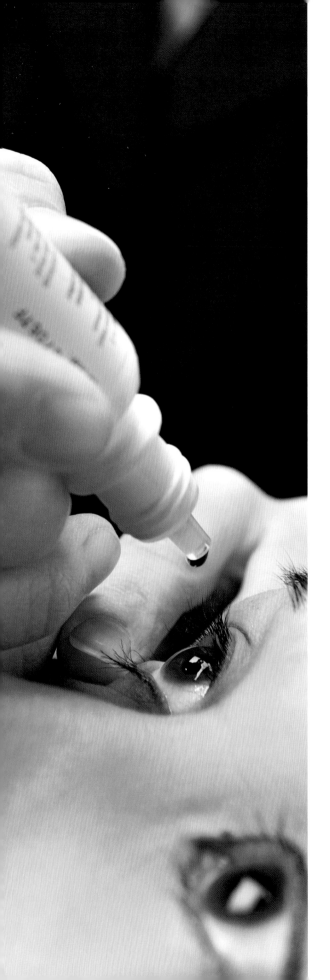

患上糖尿病。如果你患上糖尿病时已超过30岁，那么你的风险较低——尽管对某些人来说，视网膜病变可能是糖尿病的第一个症状。不管怎样，如果你需要使用胰岛素了，那么视网膜病变的风险就会增加。

其他危险因素包括：

· 糖尿病控制不良。

· 高血压。

· 高胆固醇血症。

· 肥胖。

· 肾脏疾病。

· 妊娠。

筛查和诊断

糖尿病患者的一个普遍误解是："只要我看得清，我的眼睛就没有什么问题。"这种信心是错误的。

糖尿病视网膜病变的症状和体征可能非常难以察觉，以至于许多人都意识不到疾病在发展。通常，由于患者没有在早期寻求医学帮助，糖尿病视网膜病变才会导致视力下降。因此，定期的眼科检查是非常重要的。

美国国家眼科研究所建议，如果你患有糖尿病，你应该每年至少进行一次全面的眼部散瞳检查。散瞳剂散大你的瞳孔，让医生更好地通过裂隙灯或眼底镜观察你的视网膜。糖尿病视网膜病变的患者可能需要更频繁的眼科检查。

此外，如果你患有糖尿病并且怀孕了，你应该尽快安排一次全面的眼部散瞳检查。眼科医生可能会建议你在怀孕期间进行额外的眼科检查。

如果你的视觉变得模糊、有斑点或朦胧感，你应立刻去看你的眼科医生。如果发现有糖尿病视网膜病变，你的治疗过程将取决于病情的严重程度，以及你的视觉是否会因视网膜的改变而受损或受到威胁。

如果眼睛检查显示有下列任何表现，你的眼科医生会做出糖尿病视网膜病变（非增生期或增生期）的诊断：

- 血管渗出。
- 视网膜出血。
- 视网膜肿胀（水肿）。
- 视网膜上形成脂肪沉积（渗出物）。
- 视网膜神经纤维损伤（棉絮斑）。
- 血管改变，如闭塞、串珠和环状。
- 血管壁上有凸起（动脉瘤）。
- 新血管形成（新生血管）。
- 玻璃体出血。
- 瘢痕组织形成和视网膜脱离。

在眼科检查中，你的眼科医生可以选做影像学检查，例如荧光素血管造影和光学相干断层扫描，以检测血管渗出和视网膜肿胀。这些症状可能难以通过标准检查来检测到。

治疗

如果你被诊断为轻度的非增生期糖尿病视网膜病变，可能不需要立即治疗。然而，你的眼科医生也许会定期安排眼科检查来密切监测视网膜的持续变化。

更晚期的非增生期糖尿病视网膜病变以及增生期糖尿病视网膜病变需要及时治疗，且通常需要手术治疗。

治疗糖尿病视网膜病变主要有两种手术方法——激光光凝和玻璃体切割术。大多数情况下，这两种治疗很有效，能够在一段时间内延缓或阻止视网膜病变的进展。

但这些治疗手段不能治愈糖尿病视网膜病变。由于糖尿病是一种持续影响身体的全身性疾病，之后你可能还会有视网膜损伤和视力下降。你仍需要定期进行眼科检查。

抑制或阻止异常血管生长的抗血管生成药物为糖尿病视网膜病变提供了一种有前景的新疗法。异常血管的渗出是黄斑水肿和玻璃体积血的主要原因，两者均可能导致严重的视力下降。

激光光凝

一种被称为光凝的激光疗法可阻止视网膜的血液和液体的渗出，从而延缓病情进展。是否采用光凝取决于视网膜病变的严重程度以及视网膜对这种治疗方式的可能反应。如果你有下列表现，你的眼科医生可能会推荐光凝治疗：

- 累及黄斑的视网膜肿胀（水肿）。
- 非增殖型糖尿病视网膜病变的严重阶段，并且你无法频繁随访。
- 增生期糖尿病视网膜病变。
- 新生血管性青光眼。

在手术过程中，高能激光束灼烧视网膜的小而精确的区域，这些区域的异常血管发生了渗出。灼烧能密封血管、阻止血液和液体渗出。光凝治疗可能在医生办公室或门诊手术中心进行。

在手术开始前，医生会应用麻醉眼药水使你的眼睛麻木，让你的瞳孔扩张。在某些情况下，医生会采用注射麻醉的方法让眼睛完全麻木。你的头部靠在裂隙灯前方，一个特殊的透镜被放置在你的角膜上，透镜有助于将激光聚焦在视网膜需治疗的部位上。预先完成的荧光素眼底血管造影可以显示哪些部位应被灼烧。在手术过程中，你可以看到高能爆发导致的明亮闪光。

激光被聚焦在黄斑附近有渗出的血管上，以治疗肿胀（水肿）。医生利用"点焊"法来治疗渗出。如果渗出区域很小，那么光凝特定的渗出部位（局部激光治疗）。如果渗出广泛，那么以格栅的模式来灼烧一大块区域（格栅激光治疗）。

治疗后，你的视力会模糊大约一天。你应该能回家，但你不能驾驶——所以

全视网膜光凝术

　　对于增生期糖尿病视网膜病变（有许多新的血管形成），医生常采用全视网膜（散射）光凝术来治疗。在这项技术中，重频激光灼伤除了黄斑以外的整个视网膜。治疗使得大范围内的异常血管萎缩、消失，减少玻璃体积血和牵拉性视网膜脱离的机会。

　　全视网膜光凝术可能需要两个或更多的疗程。在那之后，你可能会也可能不会发现一些周边视力的丧失。这个过程是一种权衡。为了尽可能多地保存中心视力，你的一些周边视力会被牺牲。你也可能会有夜间视力的下降。即使反复治疗，全视网膜光凝术也并不能确保可以阻止糖尿病视网膜病变导致的视力下降。

　　全视网膜光凝的覆盖范围包括黄斑以外的大部分视网膜。图像上的黄色斑点表明用激光烧灼封闭血管并阻止渗出的部位。

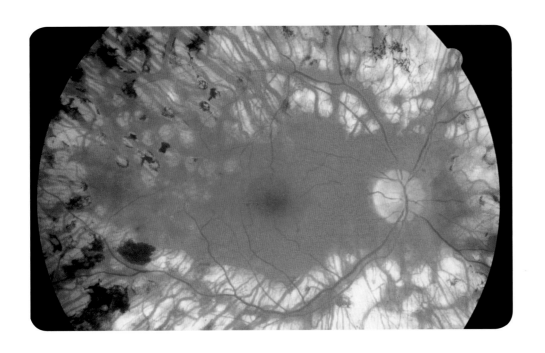

一定要搭车。你可能会有点眼疼或头痛、怕光。眼罩和非处方止痛药有助于缓解不适。

激光手术治疗黄斑水肿后，你的视野中可能会立即出现激光烧伤导致的小斑点。此外，如果你在手术前有视物模糊，手术后你的视觉不会完全正常。

即使激光手术成功地封闭了血管渗出，新的血管也可能继续生长并可能有新的渗出出现。因此，你需要进行随访，必要的时候需要再次激光治疗。

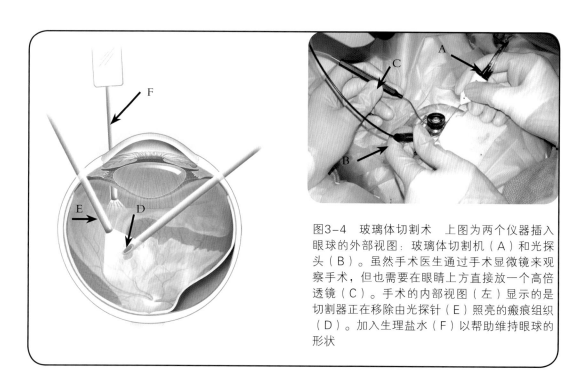

图3-4　玻璃体切割术　上图为两个仪器插入眼球的外部视图：玻璃体切割机（A）和光探头（B）。虽然手术医生通过手术显微镜来观察手术，但也需要在眼睛上方直接放一个高倍透镜（C）。手术的内部视图（左）显示的是切割器正在移除由光探针（E）照亮的瘢痕组织（D）。加入生理盐水（F）以帮助维持眼球的形状

玻璃体切割术

有时，异常血管渗出到玻璃体的血液会逐渐自行清除。但是，如果血管出血量大且未清除，浑浊的玻璃体就会阻挡光线到达视网膜。可能需要玻璃体切割术来清除遮挡。

如果需要的话，你的眼科医生可以通过玻璃体切割术来监测视网膜病变的症状和治疗疾病。

手术医生利用一种悬挂在眼睛前的显微镜进行手术，显微镜使得手术医生更详

细地看到眼睛内部。

几个精密仪器通过小切口插入眼睛，切除充满血液的玻璃体。玻璃体切割器切碎并吸出组织。为了保持眼睛的形状和内部压力，通过输液管注入平衡盐溶液来替换被切除的组织。一个光探头照亮眼睛，帮助手术医生看得更清楚。切除玻璃体的致密出血后，通常会恢复清晰的视力。

玻璃体切割术也可用于去除视网膜的瘢痕组织。这一操作减少对视网膜的牵拉力，让脱离的视网膜复位和扁平化。

如果因瘢痕组织脱离的视网膜部位远离黄斑，并且看起来不会恶化，那么你的医生可能不会选择手术。

为了替代玻璃体被切除的部分，气体或硅油被注入玻璃体腔中。这能产生轻微的压力，有助于维持视网膜紧贴于眼球后部。气体在大约三到六周内溶解。硅油通常在几周后从眼部清除，最终腔内会充满自然的液体。

在玻璃体切割术中，手术医生可能也会进行全视网膜光凝术以阻止异常血管重新生长。

玻璃体切割术可在局部或全身麻醉下进行。之后，你的眼睛可能会红肿、畏光。在短时间内，你需要戴上眼罩，并用眼药水来帮助愈合。

手术后，完全恢复可能需要几个星期。若因大量玻璃体积血进行玻璃体切割术，可能会有一些血液残留在眼睛中。有时候，会出现新的出血。随着血液逐渐吸收，你的视力应该会恢复到原来的清晰度。

因牵拉性视网膜剥离或玻璃体出血而接受玻璃体切割术后，大多数人的视觉会

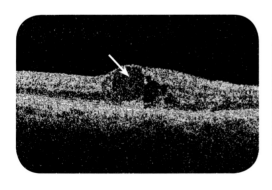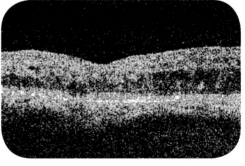

图3-5　抗血管生成治疗　在左侧的光学相干断层扫描图像中，液体积聚在囊肿样的囊中（箭头）导致黄斑肿胀。用贝伐单抗（阿瓦斯汀）治疗后，相同眼睛的扫描图像（右）显示水肿减轻，黄斑恢复正常轮廓

逐渐恢复到以前的水平。如果手术不能改善视觉，这通常是因为糖尿病已经造成了无法修复的视网膜损伤。这也可能是由于手术并发症、撕裂血管的反复出血或新生血管性青光眼的发展导致的。

玻璃体腔内注射

将药物直接注射到玻璃体中治疗糖尿病视网膜病变，是正在研究中的一种有前景的新疗法。这些药物具有抗炎和抗血管生成的作用，意味着这些药物可以抑制或阻止新的异常血管在眼睛中生长。脆弱血管的数量减少了，渗入视网膜和玻璃体的液体和血液的量可能会减少。

迄今为止，曲安奈德（商品名：康宁克通）和贝伐单抗（商品名：阿瓦斯汀）的小型研究的结果是乐观的。参与研究的患者通常有长期的黄斑水肿，且手术治疗无效。

光学相干断层扫描表明，用这些药物治疗后，黄斑可以恢复正常厚度和轮廓。视力一般会保持稳定，并且有些病人会有所改善，但并不总能达到理想程度。

抗血管生成药物尚需更多研究，日后才可能成为糖尿病视网膜病变的标准治疗方法。

为了充分确定药物的安全性和有效性，需要更大规模和更长期的研究。未来还需研究治疗黄斑水肿复发所需的药物最佳剂量和附加治疗的频率。

自我管理

你可以采取以下几个步骤来控制糖尿病并有效延缓糖尿病视网膜病变的进展。

控制血糖

严格控制血糖会延缓视网膜损伤的发生和发展，减少手术的需要。严格控制意味着保持血糖水平尽可能接近正常水平。

理想情况下，这意味着餐前血糖水平在5.0mmol/L到7.2mmol/L之间，餐后两小时血糖低于10.0mmol/L。

控制良好的另一个测量标准是糖化血红蛋白水平低于6.5%。糖化血红蛋白检查

（血红蛋白A1c检查）测量的是你在过去两到三个月内的血糖控制情况。

让每个人都做到严格控制是不可能的，尤其是一些老年人、儿童和心血管疾病患者。与你的医生或糖尿病教育工作者商量一个最适合你的生活方式和个人目标的血糖管理计划。管理计划的内容包括：

- ·定期使用胰岛素或其他药物。
- ·监测血糖水平。
- ·健康饮食计划。
- ·定期锻炼。
- ·保持健康的体重。

请记住，血糖控制不佳常常是视网膜异常血管渗出的根本原因（因为血液中有多余的葡萄糖）。同时，降低血糖水平的好处可能需要一段时间才能充分体现。更好地控制血糖可以减少但不能完全消除视网膜病变的风险。

警惕视觉改变

除了每年定期进行眼科检查，要警惕视觉突然变化。如果你的视觉改变符合以下几个情况，请立即检查眼睛：

- ·持续数天。
- ·与血糖水平波动无关。
- ·出现视物模糊、斑点或朦胧感。
- ·伴随眼疼、发红、漂浮物或闪光。

降低血压

高血压是糖尿病视网膜病变的主要危

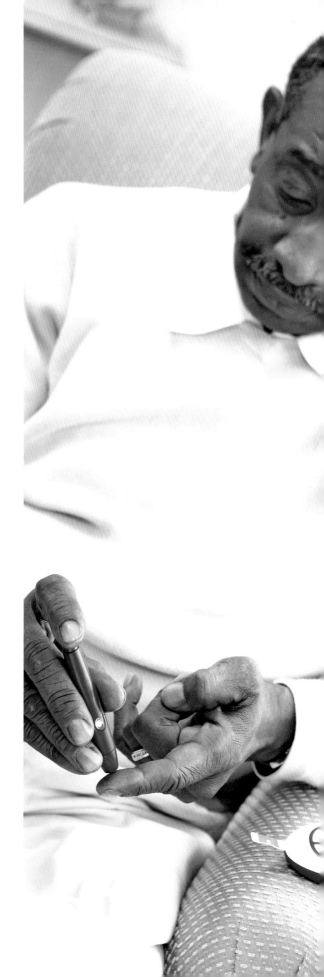

险因素。持续的高压可能会破坏毛细血管，这可以诱发视网膜异常新生血管形成。因此，控制血压是一个强有力的预防措施。

研究表明，如果你已患有糖尿病性视网膜病变，降低血压可能有助于延缓疾病进展。为了降低血压，你的生活方式需要做一些改变，并且使用药物来控制血压。

戒烟

吸烟对糖尿病和高血压患者的危害非常大，因为这个习惯会减缓或阻断血液循环。

限酒

超量饮酒会升高你的血压并干扰你正服用的药物。酒精也会增加低血糖的风险。

管理压力

压力会导致血压和血糖水平的大幅波动。压力也会影响你控制血糖的能力——举个例子，压力使你过于忙碌而无法运动或吃健康均衡的膳食。不要犹豫，去寻求咨询师、治疗师或支持小组的帮助。放松技巧如冥想也会有帮助。

保持健康的体重

体重、血压和血糖有共同发展的趋势。当你的体重增加时，你的血压和血糖常常也会升高。超重是糖尿病的一个重要危险因素。随着美国人超重的比例增加，控制体重已经成为预防和治疗高血压和糖尿病的一大挑战。

锻炼

规律的体育活动有助于通过降低血液中的葡萄糖水平来控制糖尿病。体育活动也是管理许多其他慢性疾病（包括高血压）的关键因素。

第四章

视网膜脱离及其他视网膜疾病

前面章节已介绍过能损伤视网膜的主要疾病：年龄相关性黄斑变性及糖尿病视网膜病变。本章将介绍其他影响视网膜及视神经的疾病，特别是视网膜脱离。

如第一章所述，视网膜是一层很薄的组织，位于眼球后部，能够将光信号转化为电信号。视网膜后面有视神经，即一束神经纤维，在眼与大脑间相互传输信号。

本章将回顾随时间推移几乎所有人都会经历的眼部改变，也将介绍这些改变与许多视网膜疾病之间的潜在联系。

一些改变可能不会直接导致视力丧失，但它们通常是发展为严重情况的预警。其他改变如不经治疗，可能导致严重视力丧失或致盲。

漂浮物及闪光感

眼内腔隙大部分由一种透明胶冻样物质填充，叫作玻璃体液，简称玻璃体。眼内漂浮物是玻璃体中漂动的小片组织残骸。

漂浮物可表现为小点、毛发或细线状，在视野中随意飘动。漂浮物在明亮的环境中最明显，比如天气晴朗的户外或有着洁净白墙的房间。

漂浮物是玻璃体随年龄增长而发生的变化。随时间推移，玻璃体黏稠度改变，部分液化——这导致玻璃体收缩，从眼球壁内表面脱离。这称为玻璃体后脱离。

其他危险因素包括近视、眼外伤、炎症、糖尿病视网膜病变等疾病或白内障手术并发症。

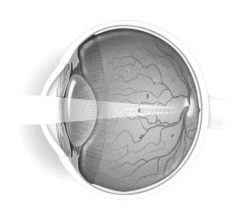

图4-1 漂浮物 漂浮在玻璃体里的小片组织碎屑遮挡住部分透过眼睛前部的光线，投影于视网膜而产生，以深色斑点呈现在视野中

玻璃体后脱离本身不会导致视力下降，亦没有治疗手段能将之修复。但收缩会使玻璃体变成纤维样或绳索状。当漂浮物呈现在你的视野，你看到的是这些绳索样物质在视网膜上的投影。尽管令人生厌，漂浮物通常不会造成严重问题。

看到漂浮物的同时，闭眼或在暗室时你可能在周边视野看到亮光。这个现象通常仅持续数秒。

亮光的产生是由于一些玻璃体的纤维仍与视网膜相连，随着玻璃体的收缩牵拉视网膜表面。亮光出现在周边视野，这是由于视网膜周边部的纤维附着得更紧密。

漂浮物数量通常随年龄增长而增多。少数情况下漂浮物的数量和大小可能影响中心视力。此时医生可能推荐通过玻璃体切割术移除漂浮组织。但这种手术存在风险，且可能无法移除所有漂浮物。

在一些情况下，漂浮物可能成为严重问题。如漂浮物突然出现或显著增加，尤其伴有闪光或视物模糊时，请立即就诊眼科。这些改变提示了潜在的严重眼病，如视网膜裂孔或视网膜脱离。

黄斑皱褶

玻璃体对视网膜的牵拉可对其表面造成微小损伤。在愈合过程中，受损区域可能形成瘢痕组织。通常瘢痕组织收缩而导致视网膜开始出现褶皱。

较小的瘢痕组织通常不会影响视力。但如黄斑区形成许多瘢痕组织，皱褶就会变得明显，可能造成视物模糊或变形。看精细结构可能出现困难。一部分中心视力可能受损。

黄斑皱褶的症状，即视物模糊和变形，通常比较轻微，不需治疗。人们会适应这些变化。如果这些症状加重，可能需要玻璃体切割术来去除瘢痕组织。

一旦黄斑皱褶形成，视力在经历最初变化后通常保持稳定，不会恶化。一般仅累及单眼，但也可能累及双眼。皱褶通常不会导致黄斑表面裂孔或形成黄斑孔。

视网膜裂孔与黄斑孔

如果玻璃体的牵拉足够强，视网膜可能会形成裂孔，表面覆盖一个小组织瓣。多数裂孔出现在视网膜周边，因该处玻璃体纤维附着紧密，不用力牵拉无法与视网膜分离。

视网膜裂孔随年龄增长很常见，通常出现在年龄超过60岁的人群中。这些微小的损伤通常是由玻璃体收缩导致的，但在视网膜只是变薄的情况下也可能产生视网膜裂孔。其他原因包括近视、眼外伤。

如果裂孔在黄斑中形成，而不是沿着周边形成，对中心视力的影响会更显著。症状逐渐出现。早期，可能有视物模糊，与黄斑皱褶相似。但两种情况有本质差异。

一些较小的视网膜裂孔不需治疗，它们会随组织愈合而自行封闭。但有时，玻璃体的液体经裂孔渗漏至视网膜下，并形成积液，导致周边区域从深层组织脱离。这将导致严重视力下降。

视网膜裂孔的治疗

如果视网膜尚未完全从裂孔处与深层组织脱离，医生可能建议采取下列两项措施之一来治疗。通常这两项措施的愈合时间在10至14天，这段时间需避免剧烈运动。

裂孔光凝术

术中，医生引导一束激光灼烧视网膜裂孔周围。灼烧会形成瘢痕，瘢痕通常将视网膜与深层组织"焊接"起来。光凝不需手术切口，对眼的刺激较冷凝术小。

裂孔冷凝术

术中，医生用极低温对视网膜裂孔周边组织进行冷冻，而不是通过激光加热。

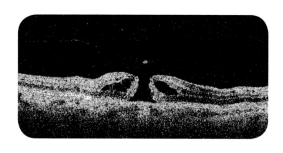

图4-2 黄斑裂孔 光学相干断层扫描横切面显示视网膜黄斑区巨大裂孔，其可导致视物模糊与变形

局部麻醉后，用冷冻笔在裂孔处的眼外侧施压。冷冻会导致形成瘢痕的炎症，从而将视网膜与深层组织结合起来，如光凝术一样。

冷凝用于治疗激光难以达到的裂孔，这些裂孔一般位于视网膜周边的位置。术后一段时间你的眼睛可能出现红肿。

视网膜脱离

视网膜脱离是眼科急症，治疗时机至关重要。如未能将脱离的视网膜再次固定，视网膜脱离可造成患眼的永久性视力丧失甚至致盲。

当液体沿裂孔或视网膜破裂处渗漏至下方组织，导致部分视网膜与视网膜色素上皮及脉络膜等深层组织分离时会出现视网膜脱离。随液体在视网膜下方积聚，脱离逐渐扩展，如墙纸慢慢从墙上脱落那样。脱离的视网膜失去功能，视物逐渐模糊。

并非所有视网膜裂孔均会发展为视网膜脱离。有时在这些病灶周围的视网膜与深层连接相对紧密。但来自玻璃体的液体经常导致脱离。

未经发现及治疗的脱离最终累及全视网膜。通常瘢痕组织在表面形成，视网膜变得僵硬。此时，即使积极手术治疗，也不大可能使视力恢复到发生视网膜脱离前的水平。

少数情况，视网膜脱离由其他原因造成，如视网膜表层瘢痕组织牵拉。这种情况可能发生于糖尿病患者。有时，即使没有裂孔也可能发生视网膜脱离，即浆液性视网膜脱离。这种情况可继发于其他疾病导致的视网膜下液体渗出、积聚，如外伤、肿瘤或炎性疾病。

症状与体征

视网膜脱离是无痛的，但在发生脱离前通常有警示信号，通常包括：

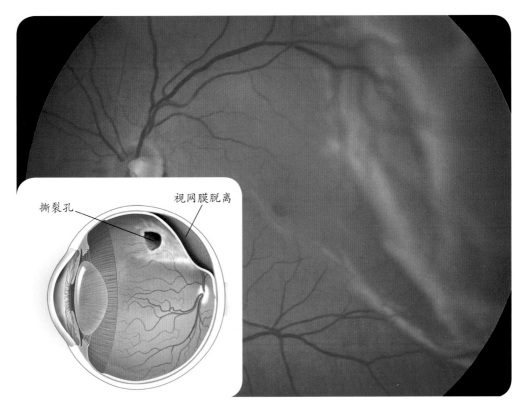

撕裂孔　　　　　视网膜脱离

图4-3　视网膜脱离　部分视网膜因牵拉与眼后方组织分离而在眼底彩照呈灰色及皱褶（右上）。多数脱离位于眼上方，因为玻璃体受重力作用而向下牵拉（如图）

·突然出现大量漂浮物——当发生视网膜裂孔时，色素可能释放入玻璃体，或小血管可能破裂，血液渗入玻璃体。

·患眼突然出现闪光。

·部分视野被类似影子或帘子盖住。

·突然出现部分视物模糊——多数裂孔发生在视网膜周边部，因此视物模糊可能首先出现在视野周边。

如果你有上述任何症状或体征，请立即就医。虽然漂浮物或闪光感本身通常不是严重的问题，但如由视网膜脱离导致，应尽早治疗来保护你的视力。

遗憾的是，许多人没有注意到这些警示的急迫性。他们期待症状自行消失，因而延误就医。有时，这些症状确实会暂时消失——但数日或数周后，未加以治疗的晚期视网膜脱离可能导致视力突然急剧下降。

即使手术，也不能确保治愈视网膜脱离，视力下降可能会发展为永久性。如果你觉得视力有异常，尽快就诊眼科。

危险因素

视网膜脱离的风险通常随年龄增长而增加，简单来说这是由于玻璃体随年龄增长而发生的变化。男性更容易发生。其他危险因素包括：

- 曾有一眼发生过视网膜脱离。
- 视网膜脱离家族史。
- 高度近视。
- 眼科手术史，如白内障摘除术。
- 眼创伤或外伤史。
- 周边视网膜薄弱。

医生用眼底镜进行检查，可非常细致地观察视网膜，从而发现任何裂孔或视网膜脱离。

治疗

手术是视网膜脱离唯一有效的治疗方法。如果裂孔能在发生视网膜脱离前被封闭，或视网膜脱离尚未累及黄斑，你的大部分视力能得以保留。一经诊断，数日之内手术能获得最好疗效。

视网膜脱离可能需要不同的手术方式进行修复。充气性视网膜固定术与巩膜扣带术及冷凝术联合。术中可能需联合玻璃体切割术以清除玻璃体

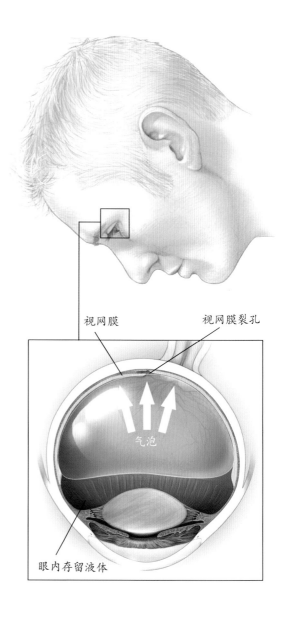

视网膜　　　　　视网膜裂孔

气泡

眼内存留液体

图4-4　充气性视网膜固定术　冷凝封闭视网膜裂孔后，在玻璃体腔注射气泡。气泡能够施加温和的压力，有助于视网膜脱离处复位。在随后数周，气泡将被逐渐吸收

玻璃体出血

血液顺视网膜裂孔从血管渗入玻璃体腔，被称为玻璃体出血。在存在玻璃体出血时治疗视网膜脱离比较困难，因为血液使玻璃体变得浑浊，阻碍医生的视线，无法看清视网膜。为了解决这个问题，医生用超声定位视网膜裂孔位置并对其进行评估。

超声检查中所发射的声波，穿过浑浊的玻璃体，经视网膜表面反射。反射声波经采集后以数码图像呈现给医生，以便于判断视网膜及眼内其他组织情况。如检测到视网膜脱离，首先需进行玻璃体切割术来清除玻璃体内积血，之后修复视网膜。

这种情况下，很可能在玻璃体或视网膜形成瘢痕组织，即增生性玻璃体视网膜病变。瘢痕组织使视网膜形成皱褶或将其折叠，阻碍手术将其复位。

过多的积血或切除瘢痕组织。

治疗目标是封闭裂孔，阻止液体在视网膜下聚集，减少玻璃体收缩对视网膜牵拉，以及重新固定松动的视网膜。视网膜脱离的严重程度和复杂性决定了手术方式。

充气性视网膜固定术

充气性视网膜固定术用于非复杂视网膜脱离，即裂孔位于视网膜上半部。本手术通常为门诊手术，在局部麻醉下完成。

术中首先冷凝封闭裂孔，随后吸取前房液体以降低眼压。随后，向玻璃体腔注气。气泡膨胀，向脱离视网膜施压。当无液体从裂孔渗出时，视网膜与眼球壁重新贴合。有时，也可联合或仅用激光光凝。

术后，数日内可能需保持头部位于特定体位以保证气泡位置。气泡需数周方可完全吸收。在气泡吸收前需避免仰卧。这样可避免气泡接近晶体，减少发生白内障的风险或眼压突然升高的情况。

康复过程中，不能乘坐飞机或去高海拔区域，因为压力突然降低可导致眼内气泡迅速膨胀，导致极高眼压。你的医生可以告知你危险期何时结束。

充气性视网膜固定术的成功取决于很多因素，并且在仔细选择的患者中可无须进行切口手术。

并发症可能包括：

- 视网膜脱离复发。
- 瘢痕组织形成。
- 白内障。
- 青光眼（气泡导致眼压升高所致）。
- 视网膜下气体积累。
- 感染。

这些并发症很罕见，但如果发生却未经治疗，可导致严重的视力丧失。复发性视网膜脱离常可由巩膜扣带术或玻璃体切割术修复。

巩膜扣带术

轻度降低眼周径有助于视网膜复位，并降低玻璃体收缩产生的张力。巩膜扣带术常在局部麻醉或全身麻醉下完成，一般为门诊手术。

首先，医生以冷凝术治疗视网膜裂孔。随后，立即在脱离区域处的巩膜外用硅胶物质加压制作扣带，多选择软质或硬质硅胶海绵。

扣带施加温和压力，有助于视网膜与深层组织的间隙闭合，也有助于愈合。通过降低眼球大小，扣带减轻玻璃体对视网膜牵引，防止视网膜裂孔进展。

如仅为单纯裂孔导致视网膜脱

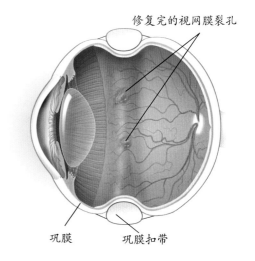

图4-5　环周巩膜扣带　缝扎至眼外的硅胶物质使巩膜弯曲，眼球变小。较小周径可以将脉络膜推近脱离的视网膜，有助于愈合，也可减少玻璃体收缩对视网膜的牵拉

离，不合并其他问题，扣带直接覆盖脱离区域。如为多个裂孔或严重脱离，医生可能制作一个包绕眼球的巩膜扣带。

扣带缝合至巩膜外层。在结扎固定线之前，医生可能在巩膜制作小切口以引流视网膜脱离处下方积液。扣带终生存在。

对于单纯视网膜脱离，一些医生可能借助一个小橡胶气球制作临时性扣带，首先注气，一段时间后移除。

巩膜扣带术常可一次成功，但视网膜复位不能保证视力恢复正常。术后视力部分取决于视网膜脱离范围及脱离时间。

如黄斑区脱离，视力很可能不会恢复正常。即使黄斑未受累，且巩膜扣带术成功修复视网膜裂孔，长期内也可能由于黄斑皱褶而丧失部分视力。

如果第一次手术失败，医生可能联合其他操作复位视网膜，这可以增加成功率。

有时巩膜扣带术后，视网膜并未复位紧密。这可能是由于视网膜表面存在瘢痕组织。但瘢痕组织也可能在术后形成，从而可能导致复位的视网膜再次脱离。这种情况常见于术后数月。可能需再次手术，清除瘢痕组织。

巩膜扣带术并发症不常见，但少数情况下可导致部分或全部视力丧失，即致盲。并发症包括：

·视网膜下出血或血液流入玻璃体腔。在放出视网膜下液或缝针穿过巩膜时可能出现。

·眼压增高。可由脉络膜水肿及前房变浅导致。

·复视。当扣带穿过眼肌下方时会出现这种常见的副作用。这种情况通常是暂时的，可能需要矫正镜片。有时需手术移除扣带或使眼肌复位。

玻璃体切割术

有时，大量血液或炎症使玻璃体不再透亮，阻碍医生观察视网膜。有时，瘢痕组织存在，无法修复视网膜脱离。在这些情况下，可能需要进行玻璃体切割术来清除混浊的玻璃体。医生随后注入空气、气体或清亮液体替代玻璃体。巩膜扣带术可能与玻璃体切割术联合，共同修复视网膜脱离。

许多接受玻璃体切割术的患者需眼内填充气泡或硅油，协助视网膜保持在位。气泡可逐渐被机体吸收，但硅油只可通过手术移除。只要气泡还在原位，你都需要遵循与充气性视网膜固定术所需的相同防范措施。

术后

任何上述手术后一个月内，眼球可能变得红肿，有分泌物，伴轻度疼痛。戴眼罩可能暂时缓解这些症状。

你的眼科医生可能开抗生素或散瞳滴眼药促进愈合。不应出现严重疼痛。一旦出现，立即联系你的手术医生接受治疗。

全部愈合需8～10周。在这期间你需避免剧烈活动。随着视觉稳定，医生判断何时需佩戴矫正镜片或调整治疗。复杂视网膜脱离术后，视力可能需数月方可提升。一些患者的视力无法恢复同前。

视网膜血管阻塞

视网膜动脉、静脉交错成网，共同滋养视网膜。血管彼此毗邻，有时需交叉，彼此连接。所有血管网最终与主要血管——中央视网膜动脉及中央视网膜静脉相连。二者均通过视神经穿行入眼内。

有时这些动、静脉发生阻塞，称为视网膜血管阻塞。这种情况常见于老年人，可导致视力下降或致盲。

很多因素可导致血管阻塞，如血栓、血管内脂质沉积、血管壁塌陷或外力压迫血管壁。当视网膜动脉阻塞时，富含氧气的血液无法滋养视网膜。当视网膜静脉阻塞，血液无法回流，并逐渐积累，导致视网膜水肿。

阻塞导致的视力下降程度取决于发病与治疗间隔的时间、阻塞位置及是否存在水肿。有四种视网膜血管阻塞：

视网膜分支静脉阻塞

阻塞导致血液积累于毛细血管，视网膜内压力增高，导致血液从毛细血管内渗出及黄斑水肿，出现视物模糊或出现"盲点"。视网膜分支静脉阻塞是视网膜最常见的循环障碍之一。

水肿可以采取格栅样激光光凝或类固醇、抗血管生成因子药物注射进行治疗。

视网膜分支静脉阻塞可能导致视神经、视网膜或睫状体新生血管。如不经治疗，这些血管可能导致玻璃体出血。睫状体新生血管可导致新生血管性青光眼，造成不可逆的视力损害。全视网膜光凝治疗可用于阻止新生血管生长。

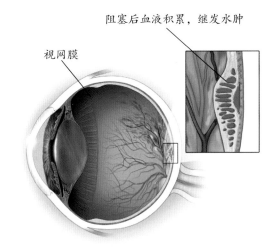

图4-6 视网膜静脉阻塞 视网膜静脉阻塞，继发血液积累，黄斑水肿，导致视物模糊、盲点形成

视网膜中央静脉阻塞

阻塞可能发生在较大的视网膜静脉，血液从毛细血管回流至此。视网膜中央静脉阻塞导致分支静脉走行迂曲，视神经周边视网膜水肿。

视力下降可轻微可严重。如同视网膜分支静脉阻塞，视力丧失是由于视网膜血供不足及毛细血管渗出所致的黄斑水肿。不同于视网膜分支静脉阻塞，格栅样光凝效果甚微，这样的情况必须用类固醇或抗血管生成因子药物注射进行治疗。

发生视网膜中央静脉阻塞时，新生血管可侵犯视神经、视网膜或睫状体，可能需全视网膜光凝治疗。

视网膜分支动脉阻塞

阻塞可能发生于动脉的小分支，减少供应视网膜的血流。阻塞通常由血栓或血管内异物（栓子）导致。疾病早期征象通常为视野内突发部分暗区，有时累及中心视力。

目前，尚没有治疗能有效挽回丧失的视力。视网膜分支动脉阻塞最常见的原因是栓子。其他原因包括血管炎、葡萄膜炎及异常凝血。危险因素包括高血压、高胆固醇、异常凝血功能、糖尿病、冠心病及颈内动脉狭窄。

视网膜中央动脉阻塞

视网膜中央动脉的阻塞会显著阻碍血流到达视网膜。这种情况可理解为眼"卒

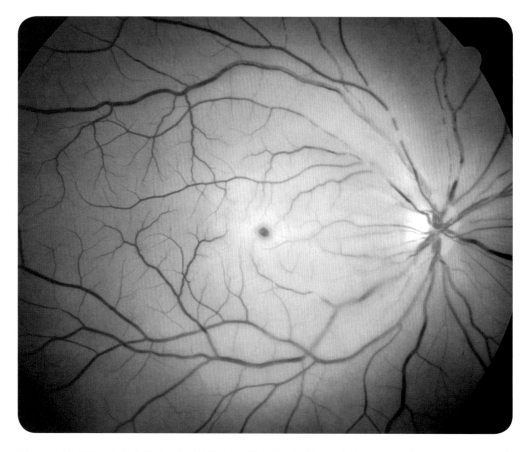

图4-7　视网膜中央动脉阻塞　眼底彩照显示视网膜中央动脉阻塞发生后，因供血不足，视网膜变得苍白

中"，通常导致急骤、显著的视力下降。视网膜中央动脉阻塞的病因及危险因素与视网膜分支动脉阻塞相似。新生血管性青光眼是一种可能的并发症。

目前，视网膜中央动脉阻塞没有有效的治疗方法。现阶段试验性治疗旨在解除血管内阻塞。包括眼球按摩、抽取房水及吸入氧气与二氧化碳混合物等。症状发生24小时内接受救治最有可能改善视力。

视神经疾病

视神经是眼与大脑联系的通道。它就像将电视及网络服务连接至千家万户的高速光纤电缆一样。视神经疾病可能干扰由视网膜产生、由大脑解读的电信号的传输，从而导致视力下降。

视神经炎

视神经炎是累及视神经的炎症，确切病因不明。目前认为视神经炎的发生是由于免疫系统将视神经表面一种物质——髓鞘错认为攻击目标。某些自身免疫性疾病，如多发性硬化症，经常与本病相关。

当炎症仅累及视盘，即视神经与眼球连接处，可称为视乳头炎。当炎症仅累及眼球后的视神经时，可称为球后视神经炎。

有炎症存在时，视神经变得水肿，阻碍信号传向大脑。这导致逐渐或突发视力下降，通常单眼受累，亦可累及双眼。多数患者眼球运动时感到疼痛。当发生视乳头炎时，视力下降是唯一的症状。

视神经炎有自愈倾向。有时用类固醇进行治疗，以减轻炎症。多数患者发作后12个月内视力恢复正常。

如患有视神经炎，常需进行核磁共振成像来判断是否有患多发性硬化症的倾向。如有较高风险患多发性硬化症，治疗多发性硬化症的药物可能有益。

视乳头水肿

视乳头水肿是由于颅内压升高导致的视盘水肿。异常高颅压可能由颅内的肿瘤、脓肿、出血或感染导致。

视乳头水肿早期通常不影响视力。随病情进展，视物模糊等症状可能短暂出现，随即消失。治疗取决于病因——如手术切除肿瘤或抗生素治疗感染。如颅内压得以控制，通常预后较好。

缺血性视神经病变

缺血性视神经病变是由于血液供应减少导致的视神经水肿。本病可能导致视神经功能减退或神经细胞死亡。视力丧失程度多变，但可为严重永久性损害。视力丧失可在数分钟或数小时内发生，亦可在数日内逐渐发展。双眼均可受累。

本病常见于50岁及以上的患者。本病可能与潜在慢性病相关，如高血压、动脉粥样硬化或糖尿病。也可由头部动脉炎症（巨细胞动脉炎）导致。

治疗包括控制特定影响视神经血供的因素，如血压及胆固醇。如为巨细胞动脉炎导致的视乳头水肿，可应用糖皮质激素治疗。

第五章

青光眼

青光眼有时被称为视力的窃贼。因为多数情况下本病没有征象。损伤是逐渐发生的，因此很多人没有意识到自己视力下降，直到疾病晚期。

青光眼不仅悄无声息，还持续进展，很难控制。本病患者数量在全球范围内逐渐增加。青光眼在美国是引起视力下降第二常见的疾病，仅次于年龄相关性黄斑变性。

实际上青光眼不是一种病，而是一类综合征。它们共同的特点是视神经损伤。视神经是在眼与大脑间传递信号的神经纤维束。异常高眼压通常会造成损伤，但不绝对。

随着视神经损伤加剧，盲点逐渐在视野内形成，通常在周边部。青光眼确切病因不明，但几项因素可能相关，包括炎症及血管、机械或神经系统损伤。

幸运的是，青光眼患者仅有很少数会彻底致盲。这是由于医学进步使疾病更容易发现及治疗。如果早期发现，青光眼甚至可能不会造成任何视力下降。但得了青光眼需要定期随诊及终身治疗。

细胞损伤

青光眼造成视力损伤的原因是视神经细胞损伤，导致信号无法传递。电信号在视网膜与大脑视皮质之间无法正常传递。虽原因尚不明确，但一旦视神经细胞受损，它们无法避免死亡，不能稳定或自我修复。研究者正努力研究损伤的始动因素。

细胞损伤的原因一直存在争议。一种理论认为异常高眼压导致视神经结构性损伤。另一种理论假设高眼压阻碍了供应视盘的许多小血管血流，导致神经细胞缺乏营

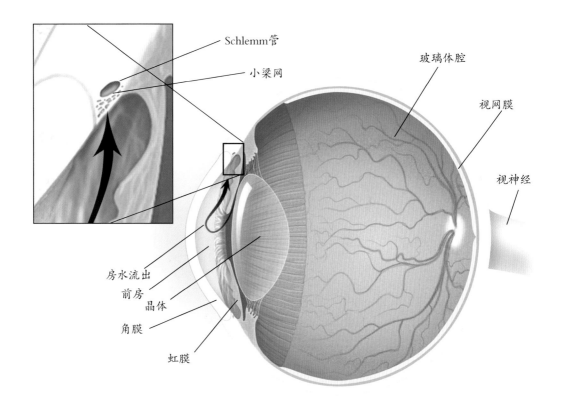

图5-1 眼压 房水从眼前部的前房角引流，这对于调节眼压非常重要。房水从小梁网出眼，即虹膜与角膜交界处（方框内）。房水从小梁网滤过，随后进入开放管道，即Schlemm管。小梁网处流出阻力可增加眼压

养。最近一种理论提示眼压与颅压之间的不平衡抑制了来自大脑的必需分子运输至眼。

眼压基础知识

眼内压，即眼压，使眼保持形状和正常功能。把眼压想象成气球里的气体——适当的压力使气球保持形状；一旦压力过高可能造成损伤。

眼压较高是青光眼的一项重要危险因素。但眼压高不等同于青光眼。

一些人单纯比别人对高眼压的适应能力强。此外，即使在所谓正常眼压范围内——10～21mmHg——也可能患青光眼。因此眼压仅是疾病的一个影响因素。

为了更好理解眼压与疾病的联系，最好清楚眼压调节机制及导致眼压升高的因素。压力变化与眼前部房水循环相关。

房水在眼内产生，清亮透明。房水循环至角膜及晶体前的前房，随后流出。房

水不断循环，滋养眼睛，清除代谢废物。

房水通过虹膜与角膜交界处的前房角出眼。液体途经海绵样组织，即小梁网。随后，房水引流至一个开放管道，即Schlemm管，最终进入血循环。眼生成的房水的速度与前房角引流的速度相当。

当引流系统无法正常行使功能——比如小梁网阻塞，房水出眼将变得更困难。引流阻力增加会使眼压升高。较高引流阻力基本是眼压升高的原因。

有时小梁网完全闭塞。这将导致眼压急剧升高，引发急症。

分类

青光眼有几种类型。分类取决于房水从前房引流受阻的原因。

原发性开角型青光眼

原发性开角型青光眼是最常见的类型。房水通过角膜与虹膜交界处的房角流出，但在小梁网处受阻，减缓流出速率。

阻力导致眼压逐渐增高，这是房水继续引流的必要条件。视神经损伤缓慢无痛。在意识到有问题前，视力可能已经下降很多了。

原发性开角型青光眼阻塞的原因不明。可能与年龄相关——房水引流速率随年龄增加而下降。但并非所有老年人都会得这类青光眼。本病可能与基因相关——在有直系亲属患青光眼的人群中更常见。

闭角型青光眼

闭角型青光眼在角膜与虹膜形成的房角变窄，使房水难以引流时发生。

房角是房水到达小梁网的通路。发生慢性闭角型青光眼时，虹膜表面形成瘢痕，覆盖小梁网，永久关闭部分引流通路。随液体积聚，眼压增高。

有时，引流通路突然完全关闭，导致房水完全无法通过小梁网引流。这将导致急性闭角型青光眼，为眼科急症。

闭角型青光眼没有开角型青光眼常见。许多此类青光眼患者房角很窄，这可能与家族史相关。闭角型青光眼在远视人群中更常见，他们眼球较小，其他因素包括种族，如亚洲人。随年龄增加，晶体变大，将虹膜向前推，导致房角变浅。

有时，如果房角窄的人瞳孔散大，房角可能完全关闭。这会导致急剧眼压升高。能够导致瞳孔散大的因素有：

- 黑暗或昏暗的灯光。

- 应激或情绪激动。

- 某些药物，如抗组胺药及三环类抗抑郁药。

- 散瞳滴眼液，如眼科检查中所用药物（散瞳滴眼液可能不会立即导致房角关闭，直至数小时后）。

急性闭角型青光眼是眼科急症，需立即治疗。本病发病数小时内即可导致视力损伤，不经治疗可在短期，甚至一两天内致盲。虽然急性发作通常是单眼，但对侧眼发病风险较高。

继发性青光眼

继发于其他疾病的青光眼称为继发性青光眼（相反，病因不明时称原发性）。继发性青光眼可由多种疾病、药物、物理损伤或创伤、眼部炎症或其他异常导致。偶尔，眼科手术可造成继发性青光眼。

继发性青光眼如假性剥脱性青光眼，眼内小碎片积聚，阻塞小梁网时出现；新生血管性青光眼则与糖尿病相关（见第47页）。

正常眼压性青光眼

目前对正常眼压性青光眼认识不足，本病并非罕见。本病患者眼压处于所谓正常范围，但视神经依然出现了损伤。

损伤原因不明。一些学者认为正常眼压性青光眼患者可能存在异常脆弱的视神经或视神经血供减少。眼压与颅内压失衡可能也是一个因素。这些情况下，即使眼压正常，也可能对视神经造成损伤。

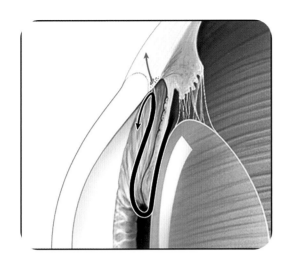

图5-2 原发性开角型青光眼 小梁网阻塞减缓房水引流速度。这导致前房液体积聚及眼压逐渐升高

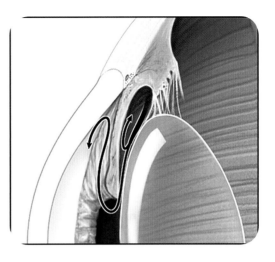

图5-3 闭角型青光眼 急性闭角型青光眼中，角膜与虹膜形成的房角完全关闭，阻塞房水引流出眼。这使眼压急剧升高

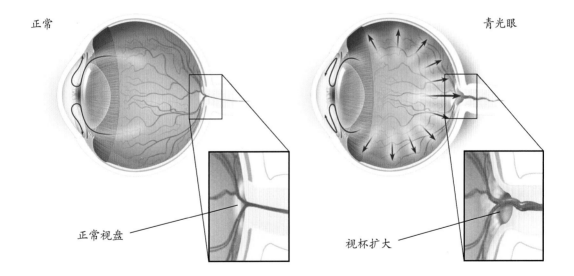

图5-3 视盘损伤 视神经纤维损伤是青光眼的有力证据。损伤导致视杯扩大或视盘凹陷

症状与体征

最常见的青光眼——原发性开角型青光眼及慢性闭角型青光眼通常很少甚至没有症状，直至疾病进展期。

随着视神经损伤进展，外周视力损害逐渐加剧。你将无法看到视野边缘或者说中心视野外的物体。你将逐渐感到自己像是在透过一根管子看东西。

这些类型的青光眼通常累及双侧，虽然最初你可能只有一只眼睛受累。其他症状包括：

· 光影明暗辨别困难

· 夜视困难

急性闭角型青光眼导致眼压急剧升高。瞳孔散大时容易发作，如在晚上或暗室中。急症的症状和体征包括：

· 视物模糊。

· 光晕。

· 眼红。

· 剧烈头痛或眼痛。

· 恶心及呕吐。

如果出现上述任何症状、体征，请立即就医。发作数小时内即可出现永久视力损伤。

继发性青光眼的症状、体征各异，取决于病因及房角引流系统的开放或关闭状态。

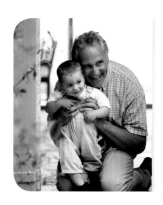 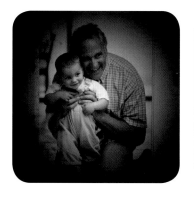 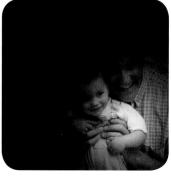

图5-4　青光眼视野　外周视力逐渐丧失如图，从正常视野（左）至早期青光眼（中），再进展至晚期青光眼（右）。大脑填充了缺损的细节，因此视野缺损并未被察觉

危险因素

如果眼压超出正常范围（10~21mmHg），你患青光眼的风险较高——虽然不是所有眼压升高的人均会得病。这使得预测谁将患病变得困难。

下列因素也将增加患病风险。因为慢性青光眼能在不知不觉中损害视力，熟悉危险因素尤为重要。

年龄

开角型青光眼在40岁以下人群中罕见，但超过60岁患病风险将增高。对于黑人来说，本型患病年龄较早，在40岁以上。

种族

在美国，黑人患青光眼的风险高于白人，因此他们永久失明的风险更大。西班牙裔患病风险也较高。多数亚洲人患闭角型青光眼可能性大，日裔更容易发生正常眼压性青光眼。这些种族之间患病差异的原因尚不明。

家族史

如果你有直系亲属（父母、兄弟姐妹或孩子）发生青光眼，患病风险会增加。这说明一个或多个基因的问题可能导致某些人更容易患病。

健康情况

糖尿病、高血压、心脏病及甲状腺功能

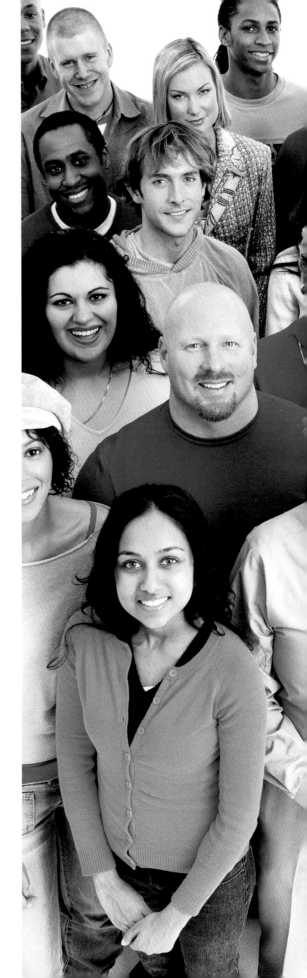

减退将增加青光眼的患病风险。其他因素包括血管问题，如卒中及雷诺氏病，以及炎症，如慢性葡萄膜炎及虹膜炎。眼科手术史可能导致继发性青光眼。

物理损伤

严重创伤，如击打眼球可能导致眼压升高。这些损伤也可能使晶体移位，使房角引流关闭。

近视

近视意味着如果不用眼镜或接触镜校正，视远很模糊。近视将增加开角型青光眼的患病风险。

长时间应用糖皮质激素

长时间应用糖皮质激素可能导致继发性青光眼。

眼部异常

眼的结构异常可能导致继发性青光眼。

筛查与诊断

规律眼科体检是早期发现青光眼的关键，是治疗成功的基石。不要等到出现问题时再去行动。如果你了解你有一个或多个危险因素患青光眼，跟医生预约定期眼科体检。

如果你没有危险因素或眼科问题，在40～54岁之间最好每1～3年进行眼科检查，55～64岁时每1～2年检查一次，65岁及以上每年体检。

如果风险较高，推荐更频繁进行眼科检查。比如如果你是非裔美籍或有青光眼家族史，35岁后每1～2年应检查一次。

警惕闭角型青光眼急性发作症状，如剧烈头痛或眼、眼眶痛以及恶心、视物模糊，或看见光源周围彩虹样光晕。如果你有上述症状，请立即就诊。

如果你已被诊断为青光眼，应规律进行眼科检查以确保治疗，使眼压维持在安全水平。

风险评估

尚没有检查能明确诊断青光眼。诊断基于视神经损伤征象。当眼科医生检查青光眼患者的视网膜，视盘边缘呈锯齿状，或有凹陷，仿佛中心处被挖出一部分。这种表现称为视杯增大，由神经细胞死亡导致。视神经细胞减少可能影响视盘正常外形与颜色。

眼科医生将寻找其他因素以评估青光眼的进展：

· 眼压升高。

· 视野缺损部位。

异常高眼压很常见，但并非总由青光眼导致。通常，疾病伴随外周视野逐渐缺损。

几项检查可能帮助医生判断你患青光眼的风险。其中一些包括在常规眼科检查中。

眼压测量

眼压测量是通过一种简单、无痛的操作来测量你的眼压，通常是青光眼最初的筛查试验。

检查中，医生要求你坐在裂隙灯前，然后用一个小的平头圆锥柱体轻压角膜。力度需使部分角膜变平坦，从而反映出眼压力。

许多因素可能造成眼压计读数结果不同。包括角膜厚度及是否做过角膜激光手术。为了计算说明这些变异，目前正在研发新技术来优化压平角膜的装置，以获得更精确的眼压数据。

视野检查

为检查青光眼是否影响视野，通常需用自动视野计进行视野检查。检查中，你将坐在视野计前，明亮的光标闪烁出现。你需在注意到这些光标时按压按钮。你的反应将被分析，用于绘制整个视野。

视神经损伤检查

为检查视神经情况，医生使用眼底镜或生物显微镜，来直接通过瞳孔看到眼底。医生将查找视盘上的视杯扩大作为依据。

医生可能也会用影像学检查比如光学相干断层成像来描绘出视神经的三维图像。图像可揭示神经纤维的轻微变化，为青光眼提供最早期证据。

检查结束前，医生可能采集视盘彩照。图像可用于后期随访时作为对比，来检查是否出现变化。

角膜厚度测量

角膜是眼前透明、有保护作用的圆顶隆起。角膜厚度是精确诊断青光眼的因素。通常，薄角膜使眼压读数较低，掩盖了青光眼风险。反之，厚角膜使读数增高，导致不必要的担心。

你的医生可能进行一项叫作"角膜厚度测量"的检查，该检查使用超声测量角膜厚度。实际眼压可以借助测量结果精确计算。

前房角镜检查

医生可能使用一种特殊的透镜来进行前房角检查，以明确虹膜与角膜间的房角引流情况。关闭的房角可能意味着闭角型青光眼；没有关闭可能提示开角型青光眼。

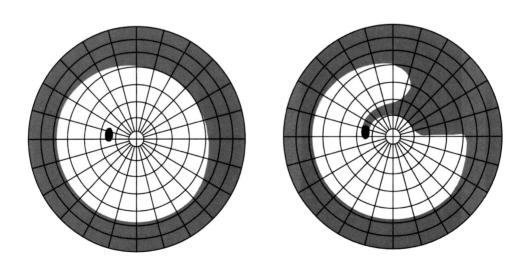

图5-5 视野图 左侧由视野计描绘出的左眼正常视野。中央附近的黑点显示了正常的生理盲点——视神经的位置。右侧视野显示了典型的青光眼视野。阴影表明视野上部缺损

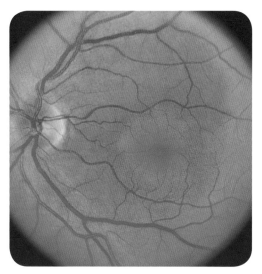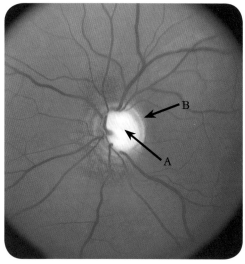

图5-6 视神经损伤 健康眼（左图）视盘有些发红。进展期青光眼视盘向下挖空，视盘中央处视杯扩大（箭头A）。视神经边缘仅存一圈很窄的组织（箭头B）

治疗

青光眼不能被治愈，且你的视力损伤不可逆。一旦诊断为青光眼，应终身治疗。好消息是，接受治疗后，青光眼通常可以得到控制。

目前最好的保护视力的方法是控制眼压——增加房水从眼内引流或减少房水生成（或二者联合）。

眼科检查结果将指导治疗过程。如果医生观察到视盘视杯增大，你很有可能需接受青光眼治疗。

如果眼压仅为轻度升高，视神经没有损伤，视野没有缺损，你可能不需要治疗，但需要更频繁的眼科检查进行观察随诊。

如果你有视神经损伤征象及视野缺损，即使眼压在正常范围，也需要接受治疗来降低眼压，这可以延缓青光眼进展。

医生可能开具滴眼液、口服药，进行激光、手术治疗，或联合上述方法来治疗青光眼。

进行治疗决策时医生要考虑其他因素，比如全身健康状态，精神、社会因素及副作用风险等。因为青光眼改变轻微，治疗可能需要调整。定期随诊及对治疗的高依从性可能造成一定负担，但它们对于防止视力损伤至关重要。

医生可能在一天内不同时间多次测量眼压来确认你的眼压基准值。

较低眼压不大可能进一步损伤视神经。此时眼压水平即为目标眼压——可能是一个范围，而非一个数值。目标眼压是治疗的目标。

目标眼压取决于视神经损伤程度及其他因素。此外，目标眼压可能逐渐调整。

局部用药直接应用于眼，是青光眼最常见的初始治疗方式。仅当药物效果欠佳或患者无法按推荐治疗方案治疗时方会考虑进行标准手术干预。手术相对安全，与初始治疗一样有效。

滴眼液

滴眼液通常是治疗青光眼的第一步。医生可能开具不同类型的滴眼液。单药无效时，可能进行双药或多种药物联合治疗。

按处方使用滴眼液非常重要。仅省略数次也可能使视神经损伤进一步恶化。一些滴眼液可能每日需要几次，其他的可能每日仅需一次。告知医生所有用药，以避免药物间相互作用。

因为一些滴眼液无法避免会被吸收入血，可能会有一些眼外副反应。为减少吸收，在滴眼后闭眼一至两分钟。轻压鼻旁眼角来关闭泪道，擦除从眼睑流出的多余液体。

口服药

如果单用滴眼液无法使眼压降至目标水平，医生可能开具口服药。这些药物通常仅短期应用，作为进行激光或手术的过渡期治疗。

治疗青光眼最常见的口服药是碳酸酐酶抑制剂，包括乙酰唑胺及醋甲唑胺。随餐服药以降低药物副作用。如为了减少药物可能造成的钾流失，饮食中可增加香蕉及苹果汁。

当开始服用处方药时，你可能会经常排尿，手指、脚趾可能有刺痛。这些症状几天之后通常会消失。

其他药物副反应可能有红疹、情绪低落、疲劳、嗜睡、肾结石、胃部不适、性功能障碍、体重减轻，以及喝碳酸饮料时口中有金属味。

神经保护药

降低眼压至目标水平能有效将视力损害降到最低，被广泛认可。但有时，即使眼压在正常范围，视力损害依然会发生，这表明眼压之外的其他因素也有所参与。

科学家正在探索神经营养措施来治疗视神经损伤。临床试验正在研究这类药物，如美金刚（商品名：Namenda）并非降低眼压，而是保护神经纤维、防止损伤，但目前这些研究尚无确切疗效。

青光眼急症处理

急性闭角型青光眼是眼科急症。在医院或诊所就诊时，医生将尝试尽快降低眼压。他们会开具药物。

一旦眼压得到控制，可能需进行一项称为虹膜切开术的操作。术中，医生用激光在虹膜打一个小洞。房水可经此更容易流入前房，到达小梁网。

如果房水能够再次到达小梁网，可以同正常状态一样进行引流。许多医生推荐在进展期青光眼患眼对侧进行虹膜切开术，因为对侧眼在接下来数年有较高风险急性发病。

激光治疗

小梁成形术可用于治疗开角型青光眼。通常在药物无法有效降低眼压或导致副作用时进行。

在手术中，医生用高能激光束刺激小梁网，减轻液体流出阻力，降低眼压。激光能量仅被特定组织吸收，使瘢痕最小化。

小梁成形术是门诊治疗，需要10~20分钟完成。一般无任何不适，能够进行日常活动。可能几周之后眼压才能明显降低。

成功的激光治疗效果等同于最好的青光眼药物疗效。眼压降低可维持数年，但

治疗青光眼的滴眼液

医生可能开一种以上的滴眼液。如果你使用多种，在一种药滴完之后等几分钟再滴另一种药。医生最常开具的滴眼液包括：

通用名	作用	药物名
β受体阻滞剂	减少房水生成，降低眼压	倍他洛尔（贝特舒），卡替洛尔，左布诺洛尔（贝他根），美替洛尔（倍他舒），噻吗洛尔（Betimol，Istalol，Timoptic）
α受体激动剂	减少房水生成，增加引流	阿可乐定（爱必定），溴莫尼定（阿法根）
碳酸酐酶抑制剂	减少房水生成	布林佐胺（爱舒压），多佐胺（舒露瞳）
复合滴眼液	如需多种药物降压，通常开具此类而非多种单药	噻吗洛尔&多佐胺（康舒目），噻吗洛尔&溴莫尼定（Combigan），溴莫尼定&布林佐胺（Simbrinza）
前列腺素	增加房水引流	比马前列素（卢美根），拉坦前列素（沙拉坦），他氟前列素（Zioptan），曲伏前列素（苏为坦）
缩瞳药（目前不常用）	增加房水引流	匹罗卡品（Isopto Carpine，Pilopine HS）

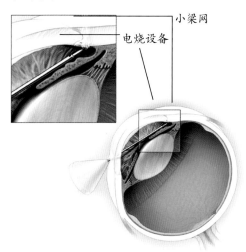

图5-7 青光眼手术 小梁切除术（左图）制造巩膜切口，增加液体引流。一种微创手术（右图）应用热能开放小梁网

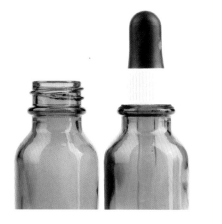

潜在副作用

使用后灼烧、刺痛感；视物模糊、干眼、流泪、眼痒、眼部异物感及头晕；如合并哮喘、慢性阻塞性肺病、心衰或糖尿病可能推荐其他药物

眼痒、流泪、眼部不适、眼睑肿胀、口干及眼部异物感；心律不齐、高血压、疲劳及头晕

视物模糊、味觉改变、灼烧及刺痛感、咽干；口服时，尿频及手指、脚趾刺痛感较常见；如果对磺胺类药物过敏，除非别无选择，否则不用本类药物

复合滴眼液副作用与各类单药的副作用一致（见上）；如患者对 β 受体阻滞剂有顾虑，可选择Simbrinza

视物模糊、烧灼和刺痛感、眼痒、眼痛、眼部异物感、虹膜色素增加及睫毛变长、浓密

用后烧灼感、不适；流泪、视物模糊、头痛及近视（上述症状均初次使用时较明显）；唾液分泌增加及消化障碍罕见

最终逐渐消退。此时可再次进行小梁成形术，或加服药物及手术治疗。

手术

治疗青光眼时，如药物及激光效果欠佳或无法耐受，需进行手术。手术有助于降低房水引流阻力。有几种不同术式，但仍需药物辅助。

小梁切除术

可能进行小梁切除术以控制你的眼压。本手术可在医院或门诊手术中心进行。

医生在你眼睛的白色部分（巩膜）做一个小切口，使多余液体引流至外层。在巩膜与结膜间将形成一个小滤过泡，多余房水在此积聚。液体逐渐流出，并被眼的小静脉逐渐吸收。液体引流有助于降低眼压。

之后，医生可能要求随诊数次进行眼科检查。可能开具抗生素及抗炎滴眼液以防止在新的引流通道处发生感染或形成瘢痕组织。瘢痕在年轻人、黑人及有眼科手术史的人群中高发。术后可能切除缝线并注射抗瘢痕生成药物来更好地控制眼压。

引流管

医生可能在眼部置入一个引流管来降低眼压。如手术失败或因存在瘢痕、炎症而无法进行其他治疗操作时可能考虑引流管。

术中，医生在眼前部的前房插入一个小硅胶管，连接至置于巩膜的塑料盘。硅胶管使房水从前房引流，被结膜的小静脉吸收。

术后24小时内你需要戴眼罩，并使用滴眼液预防感染及瘢痕形成。之后请按计划随诊。

微创手术

目前有些新型手术已可用于治疗青光眼。这些手术的特点包括切口更小、恢复更快且手术风险较低。有两种在目前应用。

第一种手术中，电烧设备去除一部分小梁网，重新开放房水引流通道。第二种手术利用小金属管完全旷置小梁网。

这些手术通常联合白内障手术，降低眼压效果不如小梁切除术或引流管，通常适用于轻至中度青光眼患者。

任何抗青光眼手术均有发生并发症的风险，如感染、出血、眼压过高或过低及视力损害可能。眼科手术可能加速白内障形成。多数并发症能得到有效控制。

预防

目前，没有明确证据表明青光眼可以预防。但一些早期研究表明某些药物、食物可能有益处。我们需要更多研究来证实它们的价值。

一些研究表明，长期使用降胆固醇药物，如他汀类，可能降低开角型青光眼，特别是在心血管疾病患者中的风险。这有可能对已开始使用药物的人群有益，但仍需进一步研究证明。

规律的眼科综合检查可能是发现早期青光眼的最佳方法。检查中，医生可获取眼压，并发现视野改变。

如患青光眼，最好能保持良好健康状态，并严格按处方进行药物治疗。一般自我保健的技巧包括：

保持健康饮食

多进食水果蔬菜以保证足量维生素及微量元素。每天规律小口饮水。短时间内喝下超过约一升水可能增加眼压。限制咖啡因至中低水平可能有益。

规律锻炼

开角型青光眼患者规律锻炼可能降低眼压。但闭角型青光眼与锻炼无关。一类称作色素型青光眼的患者反而可能因锻炼发生眼压升高。某些锻炼，如瑜伽，可能使你处于头向下的姿势会增加眼压。与医生讨论合理的锻炼方案。

不要依赖草本植物疗法

许多草本植物补充剂被宣传为青光眼患者的有效疗法，如欧洲越橘，但没有证据证明其预防或治疗青光眼的疗效，因此不应替代其他有明确疗效的治疗方案。在尝试这些植物补充剂前应与医生充分交流。

学会应对压力

过多或慢性压力能够导致急性闭角型青光眼发作。冥想及渐进肌肉放松等放松技巧可能有助于更好地应对压力。

护眼装备

眼外伤可能增加眼压。运动、做工或接触化学制剂时佩戴眼镜或护目镜。如果你待在阳光下，即使仅几分钟，也应佩戴太阳镜阻挡紫外线。

第六章

白内障

白内障是眼内原本透明的晶状体出现浑浊。白内障来源于拉丁文，本意"瀑布"——也许暗指透过水帘幕看到后面的困难。更好的类比可能是透过结霜或上雾的窗户向外看。

当白内障阻碍了视线，阅读、驾驶、欣赏风景、使用工具及设备，或辨别他人面部表情都将变得越来越困难。

你也许不希望知道，晶状体随着年龄增大——无论我们的意愿，都会逐渐发展为白内障。多数白内障发展缓慢，至少在早期不会影响视线。但根据美国眼科学会估计，到80岁时，半数以上美国人会因白内障而影响视力。

处理白内障取决于情况的严重性，以及你对视物模糊的耐受力。早期通常不处理白内障，因为强光与眼睛有助于适应并代偿下降的视力。

但有时——当视力轻度到重度受损，降低生活质量时——也许你需要治疗。通常为手术。幸运的是，白内障摘除术是最安全、最有效及最常见的手术之一，使数百万美国人恢复视力。

白内障分型

白内障发生在晶状体——一个透明、位于眼前部的结构。本病可累及单眼或双眼，可累及晶状体的一部分或全部。

晶状体位于着色虹膜的后部。虹膜可调节入眼的光量。晶状体形状与放大镜类似——中央厚，外周薄。晶状体被一圈质硬的纤维韧带悬吊于虹膜后方。

关于白内障的错误观点

也许因为白内障是一种如此常见的眼科疾病，关于本病有许多错误的观点。下面是一些修正：

· 白内障不是覆盖在眼外的一层膜。它发生在眼睛里——透明晶状体变浑浊。

· 眼睛看上去是清亮透明的不代表没有白内障。多数白内障仅可由专业仪器发现。

· 白内障不是癌症导致的。

· 白内障不会从一侧眼传播到另一侧，虽然双侧都可能受累。

· 过度用眼不会导致白内障。

· 无须等白内障完全变白或"成熟"再去摘除。

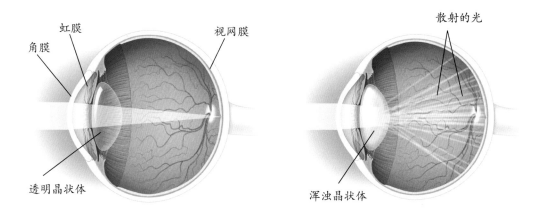

图6-1 白内障对视力的影响 当正常透明晶状体变浑浊时发生白内障。浑浊使视力变模糊，因为光通过晶状体时发生散射——光线无法通过晶状体聚焦于视网膜

眼正常工作时，光线经过角膜与瞳孔，到达晶状体。晶状体将光线聚焦，使其汇聚成一点。视网膜是一层对光敏感的膜状结构，位于眼球内部后方，类似于拍照的底片。汇聚的光线将在视网膜上呈现为清楚的图像。

发生白内障时，清亮的晶状体变得浑浊。浑浊使光线散射，无法在视网膜上成像清晰、锐利。这将使视物模糊。浑浊越严重，视力下降越显著。

晶状体有三个截然的层次。不同层次的浑浊导致不同类型的白内障。

晶状体最外层是一层薄膜，称为晶状体囊膜。它包裹一层柔软、清亮的物质，称为皮质。晶状体的内部是硬核，称为晶状体核。把晶状体想象成一个水果，晶状体囊膜就是果皮，皮质是肉冠多汁的果肉，晶状体核是果核。

每一型白内障都可单独发生，或者合并其他类型——晶状体可同时发生一种或多种白内障。

核性白内障

核性白内障发生于晶状体中心。本型为白内障最常见的类型，多与年龄相关。老化相关改变使晶状体核更压缩，活动度降低。

早期，随晶状体聚光的改变，你的阅读视力可能会经历一段时间的改善。有人甚至不再需要花镜。但这种所谓再现的光明随晶状体浑浊而逐渐褪色。随白内障进展，晶状体甚至可能下沉。看弱光或夜间驾驶将变得困难。

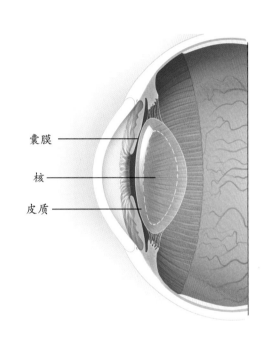

囊膜

核

皮质

图6-2　晶状体层次　白内障是正常的老化现象。它可以在晶状体任一层次形成——核、皮质或囊膜

皮质性白内障

皮质性白内障最初表现为皮质层外缘白色楔形条纹。随着病情进展，条纹扩大至晶状体中央。浑浊逐渐阻挡住经过晶状体核的光线。看远与看近都将受到影响。聚焦障碍、视物变形很常见。你可能会出现眩光，且视物对比度下降。

许多糖尿病患者发生皮质性白内障风险较高。皮质性白内障是唯一与紫外线暴露相关的类型。

囊膜下白内障

典型的囊膜下白内障最开始表现为一个较小椭圆形病损，位于囊膜下。通常发生于晶状体后部，位于光线到达视网膜的必经之路。囊膜下白内障可能累及双眼，但一般一侧眼较另一侧眼严重。本病可能影响阅读、降低明光下视力，或夜间在光源周围产生眩光或光圈。

在下列情况下发生囊膜下白内障风险较高，如糖尿病、高度近视、服用糖皮质类激素，或有眼部外伤、手术史。

症状与体征

白内障通常发展缓慢且无痛。最初，仅一小部分晶状体发生浑浊时，你可能不会注意到视力变化。但随时间的发展，白内障进展、变大，此时它将累及更多晶状体。当到达视网膜的光线因晶状体浑浊的阻碍而显著减少时，视力将受损。

白内障的症状和体征包括：

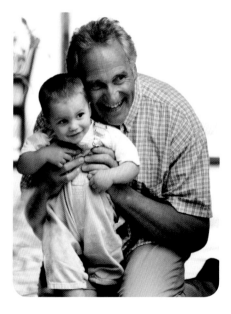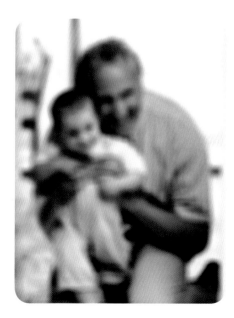

图6-3　白内障时视觉　白内障浑浊的晶状体逐渐由正常透明视觉（左图）变为浑浊或昏暗的视觉（右图）

- 视觉浑浊、模糊或视线变暗。

- 夜视困难。

- 对光敏感，眩光，可能非常严重。

- 光源周围看到"光晕"。

- 需要更明亮的光来阅读或进行其他活动。

- 眼镜或隐形眼镜度数频繁变化。

- 色觉退化或黄视。

- 单眼复视。

由于白内障，太阳光、阅读灯及对侧车灯的光可能显得过于明亮、强烈。光源周围眩光及光环可能使得夜间驾驶极度不适并带来极大风险。你可能会有眼部疲劳，或发现需要增加眨眼次数以获得较好视力。

疼痛、眼红、眼痒、眼部不适或分泌物并非白内障的症状及体征，可能与其他眼部疾病相关。

白内障对眼部健康没有危险，除非其完全变为白色。过度成熟的白内障可能破裂，导致炎症、疼痛、头痛，且可能造成青光眼。过度成熟的白内障很罕见，应尽快摘除。

病因

晶状体大部分由水及蛋白纤维构成。蛋白纤维排列精密，可使光线通过透明的晶状体不受阻碍。随年龄增长，晶状体成分改变，蛋白纤维结构破坏。一些蛋白纤维缠绕成团，导致晶状体小部分浑浊。晶状体变厚，灵活性降低。白内障发展时，浑浊将变得厚重，累及更大范围的晶状体。

科学家不知道这些变化发生的原因。一个可能的原因是由不稳定的分子即自由基造成的损害。吸烟及紫外线暴露是自由基的两个来源。一般损伤以及晶状体撕裂也可能引起这些改变。

白内障并非老年人独有——白内障可能在较年轻时开始发展。但这种类型的白内障一般比较轻，发展缓慢，因此它们通常不影响视力，直到年龄超过60岁。

一些儿童生来就患有白内障，而一些在儿童时期开始患病。这些白内障多数不

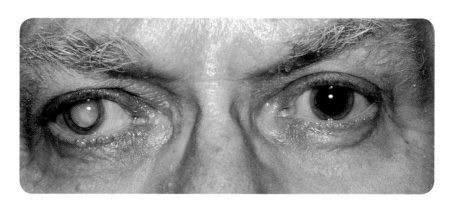

图6-4 过熟期白内障 过熟期白内障时，晶状体变得完全浑浊，使瞳孔外观呈白色。通常这种情况应尽快治疗

影响视力，但有一部分可能在出生后的最初几年影响眼与大脑神经联系，导致永久性视力丧失。

如果儿童视力因白内障而受损，通常应尽快摘除。聚焦能力可通过矫正镜片或放置人工晶状体予以矫正。

危险因素

每个人都有患白内障的风险，年龄是一项主要的危险因素。到65岁时，半数美国人的晶状体会有不同程度的浑浊，虽然这可能对视觉没有影响。女性白内障患病率稍高于男性，黑人稍高于白人。

其他危险因素包括：

· 糖尿病。

· 白内障家族史。

· 眼科手术史。

· 眼部创伤或炎症。

· 长期使用糖皮质激素。

· 日光暴露。

· 吸烟。

· 过量饮酒。

历史一览

多年以前，白内障手术非常痛苦，需住院几天、在眼部缝针且需在恢复期内仰卧，并用沙袋固定住头的位置。厚重框架镜代替人工晶状体聚焦。幸运的是，这项手术已经极大改善了。

现代手术治疗白内障始于1949年哈罗德·里德利医学博士发明人工晶状体。他是一名英国眼科医生。里德利医生总结了二战期间治疗皇家空军飞行员的医生们的治疗经验。在驾驶舱损毁后，一些飞行员眼内进入了许多小的硬塑料片。让医生们惊讶的是，这些小碎片没有使飞行员眼睛出现严重的问题，即使它们在眼里存留许久。根据这些经验，里德利医生开始尝试利用可植入眼内的塑料制造人工晶状体。

20世纪60年代中期，美国眼科医生查尔斯·凯尔曼医学博士，发明了超声乳化，一项利用超声技术吸除白内障，同时保留晶状体外囊膜在原位的手术操作。手术可以通过小切口进行，且很少扰动晶状体精细结构，极大缩短了愈合时间。

手术技术的进步及人工晶状体的发明使白内障手术成为一项最安全、最有效的手术之一。每年进行上百万例白内障手术，这个数字只会随人口老龄化而增长。

未来会如何呢？一个进展领域可能是可适应视力变化的电子人工晶状体。此外还有飞秒激光，一种白内障术中应用的设备，可发出极短且极精细的电磁脉冲。

筛查与诊断

全面的眼科检查是唯一能得知是否患白内障的方法。检查中，医生用一些药物散大你的瞳孔，以便寻找晶状体上的白内障，或判断浑浊程度。可能也会进行青光眼或视网膜、视神经疾病筛查。

如果白内障影响了视力，你可以与医生讨论治疗选择。如果除白内障外还合并其他严重眼部问题，你需要做好心理准备，即使摘除白内障，视觉也可能无法提升。

治疗

对于较为成熟的白内障来说，唯一有效的治疗就是手术。术中，医生摘除浑浊的晶状体，并植入一个人工晶状体来矫正视力。白内障无法通过药物、补剂、锻炼或光学设备治愈。

白内障早期，治疗的基础是患者配合度。明白病情并能适应情况至关重要。下面是应对症状的方法：

- 如果你戴眼镜或隐形眼镜，确保其度数精确。
- 使用放大镜阅读。
- 提升家里照明，应用更明亮的灯，比如卤素灯或100～150瓦特的白炽灯泡。
- 在室外时，佩戴太阳镜来减少眩光。
- 减少夜间驾驶。

这些方法在一定时间内有助于代偿视力丧失，但随着白内障进展，视力将继续恶化。

医生推荐在视力丧失足以影响日常生活、降低生活质量时进行白内障手术。白内障是否让你不能阅读、看电视或驾驶？使用厨房炊具、电器是否有困难？是否能在家安全活动或上下楼不担心跌倒？这些因素可能使你开始考虑白内障手术。

多数进行白内障手术的患者获益于视力及生活品质的提升。如今，在美国每年进行超过250万台白内障手术。跟过去相比，更多人选择尽快进行第二只眼的白内障手术，通常在第一次手术后数月内。

选择合适的时机进行手术

进行手术是你与医生共同的决定。你应有时间仔细思考——完全不需急于决定。

多数情况下，做好准备再进行手术不会造成眼睛损伤。白内障通常的发展速度意味着你可能在许多年里都不需手术，甚至完全不用手术。但对于糖尿病患者来说，白内障可能发展得更快。

根据视力丧失的程度与正常生活的能力来做出决定。思考白内障如何影响了你的日常生活。你有多活跃，视力丧失是否影响了你的独立性？

这些问题答案迥异。一个退休的成年人可能不如一个上班族更需要敏锐的视力。退休的人可以选择延期治疗。但即使白内障仅使视力轻度下降也可能需要手术，因为存在眩光或复视等问题。

有时，即使不导致严重的视力丧失也会进行白内障手术。比如，如果疾病影响了年龄相关性黄斑变性、糖尿病视网膜病变或视网膜脱落等疾病的治疗。

如果你双眼均患白内障并决定手术，通常医生会建议一次进行一只眼的手术。这将会使第一只眼愈合良好后再进行第二只眼的白内障手术。

手术步骤

在手术前需仔细进行准备，以确定植入晶状体准确的聚焦能力。因此，医生将测量眼球大小（眼轴长度）和角膜的屈光特性，以及人工晶状体植入的预定位置。通常用一种称为激光干涉测量法的方法来进行精确测量。

白内障手术通常为门诊手术，时长小于一小时。多数人在术中感到放松、舒适，仅需局部麻醉。但有时，一些人可能需要全身麻醉。

白内障可用不同手术方法摘除。

超声乳化白内障吸出术

最常见的白内障手术方法是超声乳化白内障吸出术。术中，医生切割并摘除白内障，保留大部分晶状体最外层囊膜。囊膜将为植入的人工晶状体提供支持力。

医生将制作一个小切口，大约1/8英寸（约3.2毫米），切口位于角膜、结膜交界处。结膜是眼球的最外层。随后顺切口插入一个与针头粗细相当的超声头。医生将用此超声头对晶状体进行操作，利用超声波摘除（乳化）白内障，随后将碎片吸出。

白内障囊外摘出术

另一项摘除白内障的手术是白内障囊外摘出术（ECCE）。本术式的切口略大

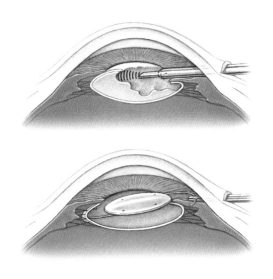

图6-5 超声乳化白内障吸出术 超声乳化白内障吸出术中，震动的超声探头打碎白内障，随后医生将之吸出（上图）。吸出浑浊晶状体后，医生将一个人工晶状体精确放置在空的囊膜内（下图）

于超声乳化白内障吸出术。医生打开晶状体前囊，将核一次取出后，抽吸晶状体皮质，使后囊保持原位。因为有出现并发症的风险更大，目前这项手术少见，仅在特殊情况下采用。

一旦白内障被切除，无论通过哪种方法，都会在晶状体空囊膜内放置人工晶状体来代替浑浊的晶状体。植入的晶状体（即人工晶状体），由塑料、丙烯酸或硅树脂制成，将永久保留在眼内。

一些人工晶体是质硬的，通过切口植入，需缝线关闭。但许多人工晶体有柔韧性，能够通过小切口放置。医生将晶体以折叠状态插入囊膜，随后晶体展开。

白内障术后

超声乳化及可折叠植入物的应用使得切口通常很小，不需要缝线。如果一切顺利，愈合过程将很快。如果手术需要较大切口及缝针，愈合时间可能较长。

通常术后当日即可出院，但不可以驾驶，因此请提前安排乘车计划。与医生在术后第二天安排一次随访。为了监测伤口愈合及视力提升的情况，医生将在下个月对你随访一至两次。

愈合通常需要四至六周。在此期间，轻度不适是正常现象。避免揉或挤压眼球。用一块软巾或棉球清洁眼睑，拭去分泌物。

随着眼睛愈合，出现下列症状、体征很正常：

· 视物模糊。

· 眼球分泌物。

· 眼痒。

人工晶状体的新选择

许多晶状体植入物，即人工晶状体可以用于替代发生白内障的自然晶状体。白内障术前，仔细与医生探讨你的选择。主要根据你的需求——比如，减少你对框架眼镜的需求或治疗散光——一些选择可能对你比其他人更好。

可植入晶状体基本可分为三类：

单焦点人工晶状体　具有固定焦点，或视近或视远。如果植入的是视远晶状体，你将需要佩戴框架眼镜或接触镜来阅读；如果植入的是视近晶状体，你将需要戴眼镜来开车。多数单焦点晶状体植入后改善远视力，辅以阅读框架镜。

多焦点人工晶状体　与双焦点或渐变焦距框架眼镜相似。应用这种晶状体，术后你可能不需要佩戴矫正镜片，至少多数情况是这样的。这种晶状体可使你视远视近都很清楚。但有些使用多焦点人工晶状体的人有眩光、光晕及视物精细度（对比敏感度）下降，特别是在夜间或光线较暗时。此外，多焦点人工晶状体视远可能可以得到纠正，但效果不如纠正视远的单焦点人工晶状体。

可调节人工晶状体　以一种更为动态的方式试图提供全距离矫正。可调节晶状体能够根据眼肌运动做出回应，模仿眼自然对焦的能力。可调节晶状体是单焦点与多焦点晶状体的折中，且在对比敏感度方面问题较少。你可能在晶体植入后仍需阅读眼镜。目前美国市场有一种可调节晶状体，许多产品还在研发中。

你与医生可能考虑的其他选择包括：

复曲面人工晶状体　单焦点晶状体除了纠正视近或视远，还可纠正散光——角膜不规则而导致的视物模糊。高度散光患者推荐应用。

角膜缘松解切口　医生在白内障术中治疗散光的另一个方法是在角膜边缘制作小切口，从而使角膜形状变得更圆、更对称。如果你患有高度散光且想选用多焦点人工晶状体，这可能是很好的选择。

单眼视　为避免阅读眼镜的需求，医生可能建议选择单焦点晶状体，但应用"单眼视"的新概念，即一只眼（通常为优势眼）纠正视远，对侧眼纠正视近。这就是单眼视的概念。其成败取决于大脑关注单眼所呈的清晰图像，并忽略对侧眼产生模糊视觉的能力。如果你曾佩戴单眼视隐形眼镜，这将是不错的选择。

・轻度流泪。

・沙砾感或睫毛入眼的感觉。

・对光线、风敏感。

在接下来数周内，你将需要眼药水预防感染、控制炎症及眼压。数日后，眼部不适开始逐渐减退。

白天佩戴太阳镜或眼罩，夜间佩戴防护眼镜来保护眼睛，直到医生建议停止。

术后，请不要：

・猛烈转动眼球，应缓慢、小心移动，特别是上下楼时。

・揉眼睛，这可能在手术切口处引发问题，可能阻止进一步愈合。

・驾驶，直到医生说可以重新上路。

・术后一至两周内进行剧烈运动，医生会在合适时建议你重新开始锻炼。

・暴露在脏乱、尘土较多的环境超过两周，这将刺激眼睛，延迟愈合。

你可以进行如下活动：

继发性白内障

常规白内障术中，晶状体后半部囊膜通常保持原位，用于支撑植入的晶状体。继发性白内障，或"后发性白内障"，可能在囊膜变得浑浊时发生，使视力变得模糊，类似于原发的白内障。这种情况的另一个术语是后囊膜浑浊。浑浊可能在最初白内障手术后数月或数年发展。

治疗继发性白内障涉及YAG激光后囊膜切开术。术中，用特殊激光在浑浊的后囊膜制造一个小切口，使光线通过。"囊膜切开术"的意思是"切开囊膜"。YAG是钇铝石榴石的缩写，是手术产生激光束的材料名称。

激光后囊膜切开术是一项快速、无痛的门诊手术。术后，你通常在诊室短暂停留来确保眼压没有升高。一些患者，特别是患有青光眼或高度近视的人，YAG激光手术可能会增加眼压。其他并发症罕见，但可有黄斑水肿及视网膜脱离。

· 阅读、看电视或电脑屏幕，以自己觉得舒适的程度。

· 弯腰系鞋带。

· 术后一周可以进行沐浴或淋浴，但避免水直接接触手术眼。

· 步行。

· 在医生认为可以驾驶时再驾驶。

术后一旦出现下列症状或体征时请立即联系医生：

· 视觉恶化。

· 应用抗炎药，但仍有持续疼痛。

· 眼红加重或分泌物增多。

· 闪光感或视野内多个新出现的小点。

· 恶心、呕吐或剧烈咳嗽。

是否需要眼镜可能取决于所植入人工晶状体的种类。如为多焦点人工晶体，你在不同距离处均可聚焦，无须矫正眼镜。如果为单焦点晶体，看远处可以很清楚，但需要佩戴阅读眼镜。

过去，配镜的一个原因是术后出现斜视。这个问题可以通过精确的技术，如角膜地形图解决，这将指导医生的决定。术后，在眼睛愈合后，医生可评估是否需要矫正镜片。

白内障术后并发症罕见，且通常可治。并发症包括炎症、感染、出血及肿胀。如对侧眼患病或合并其他疾病，并发症风险会相对增高。

有时，由于已合并其他疾病，如青光眼或黄斑变性，白内障手术无法提高视力。在进行白内障手术之前需治疗这些眼科疾病。

预防

多数白内障随年龄增长而出现，无法避免。

规律的眼科检查是早期发现白内障的重要措施。下面是可能延缓或阻止白内障发展的方法：

· 不要吸烟，吸烟产生的不稳定物质，如自由基，能够增加患白内障的风险。

· 饮食健康、均衡，饮食需包括许多水果、蔬菜。研究表明这些食物中的抗氧化剂可能减缓白内障发展。

·防晒，紫外光可能加快白内障产生。无论何时，尽可能佩戴太阳镜来防止紫外线A与紫外线B等的辐射。

·治疗其他疾病，如合并糖尿病或其他能导致白内障的疾病，请严格遵循治疗计划。

研究者继续探索新的方法来治疗及预防白内障。但直到有新发现前，仍有很大概率通过白内障手术完全恢复视力，前提是没有其他眼部疾病。

拓展链接　眼科常见病一览

　　你的眼睛是复杂的器官，有许多精细的结构及敏锐的功能。多数时候（无论是否有矫正镜片），眼睛提供可靠的视力。但有许多时候会出现许多情况影响视力——如外伤、感染、过敏反应、一般损伤或年龄相关的改变。

　　许多常见眼科问题很麻烦。眼睛可能变红、发痒、有不适感或干燥。眼睑可能抽动、肿胀或下垂。泪腺可能产生过多或过少的液体。任何这些问题都能影响你看清楚的能力——通常你会遇到不止一种问题。虽然有这些症状时很痛苦，但它们通常不会对视力造成永久性损伤。

　　无论何时注意到视力受损，最好去跟眼科医生咨询，即使一开始这些症状很轻微。这是因为眼睛严重的问题并非立即显现出来。延误就诊将使病情恶化，可能造成永久损伤。

　　本章将介绍一些最常见的眼科问题。通过合适的护理——咨询医生并遵从医嘱——这些症状将得到缓解，你应可恢复视力。

　　多数时候，本章讨论的问题可以在家治疗。但通常你需要积极参与治疗，并采取措施防止复发。

眼部疼痛、瘙痒或刺激

结膜炎

眼睛突然变粉或变红，特别是伴随着眼痒及流泪时，可能提示了一种炎症，即结膜炎，通常也称红眼病。

结膜炎可能由病毒、细菌或过敏反应导致。病毒与细菌性结膜炎传染性强，通常合并感冒或咽喉痛。过敏性结膜炎是由于接触过敏原，一种刺激眼睛的物质。

所有类型的结膜炎有共同症状。特别的是，炎症扩张结膜小血管，使原本透明、有弹性的结膜变粉或变红。

患本病时，可能有眼痒、流泪。你可能在眨眼的时候有刺痒感，好像眼睑内进了小沙子。可能早上起床时有很多分泌物。还可能视物模糊，并对光敏感。

湿敷可能减轻患眼的不适感。热敷适合病毒性及细菌性结膜炎，但冷敷有利于缓解过敏性结膜炎的痒感。浸湿一块干净的布，拧干后闭眼，将其敷于眼睑上10分钟。

病毒性结膜炎

病毒性结膜炎是通过污染的泪液或鼻腔分泌物传染。症状通常在感染发生后7～10天出现，包括水性或黏液性分泌物。通常，单眼感染会累及对侧眼。

但很不幸，你只能等病毒性结膜炎自行缓解——可能总共2～3周。

细菌性结膜炎

除不适感外，细菌性结膜炎伴有黏性黄绿色分泌物，质感较病毒性结膜炎的分泌物厚重。早上起来时，眼睛可能会被分泌物糊住。感染通常从单眼开始，传播到对侧眼。

导致结膜炎的细菌可能有多种来源，包括其他有细菌感染的人。细菌通过感染的体液在人群中传播，或通过手—眼接触。抗生素治疗可在7天之内清除感染。

医生开具的滴眼液或眼膏可治疗细菌性结膜炎，但无法治疗病毒性结膜炎。

阻断蔓延

良好的卫生习惯对防止结膜炎扩散至关重要。

·不要用手触碰眼周区域。

·经常洗手。

·面巾用过之后立刻丢弃。

·不要同其他人共用浴巾、毛巾、枕套、手帕、隐形眼镜、隐形眼镜护理液或滴眼液。

·待在家，不要去工作、上学或参加社交活动，直到眼睛没有分泌物。

·感染消失后丢掉旧的睫毛膏，买一支新的。

过敏性结膜炎

过敏性结膜炎不像病毒性及细菌性结膜炎由感染导致，而是机体对过敏原的反应。过敏原是一种刺激眼睛的物质。机体受刺激后释放化学物质，如组胺等，导致过敏症状。

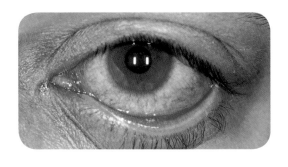

图6-6　病毒性结膜炎　眼部病毒感染后结膜血管扩张，外观变得水肿、发红且泪液增加

常见过敏原包括花粉、尘土、霉菌、动物皮屑及毛发、常见生活用品中的化学成分、香水喷雾及某些药物。对你来说过敏原性很强的物质可能对其他人没有作用或作用轻微。

过敏性结膜炎，如同病毒性及细菌性结膜炎般，可使眼变红、发痒。可能形成丝状分泌物，特别是揉眼之后。其他症状包括流泪、流鼻涕及打喷嚏。通常同时累及双眼。

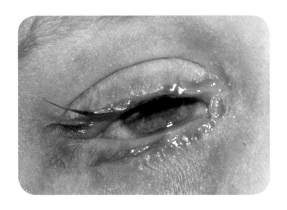

图6-7　细菌性结膜炎　细菌性结膜炎与病毒性结膜炎类似，都会导致眼发红、水肿，但通常伴随黏性分泌物，较病毒性结膜炎厚重

根据过敏原，治疗可能迅速消退炎症或仅减轻不适。比如花粉症导致

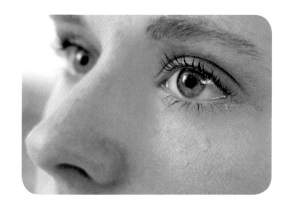

的结膜炎可能持续整季，每年都会再犯。

可能缓解过敏症状的滴眼液及口服药包括：

·减充血剂，含有减轻眼红及鼻腔充血的成分。多数为非处方药，一些添加抗组胺成分。长时间使用可能造成"反弹效应"，增加眼部水肿、充血。如果患青光眼就不要用减充血滴眼液。

·抗组胺药，阻止组胺活性。组胺由免疫系统释放，可导致许多过敏症状。抗组胺药可能为处方药或非处方药。

·非甾体类抗炎药，如布洛芬（Advil，Motrin IB或其他商品名）及萘普生（Aleve）可能有助于缓解炎症及水肿。

·肥大细胞稳定剂，减轻肥大细胞的作用。肥大细胞可释放组胺及其他成分，导致过敏症状。在暴露于过敏原之前使用效果最佳。一些滴眼液同时含有抗组胺药与肥大细胞稳定剂。

·如果抗组胺药与抗充血药无法缓解过敏症状，可以开具糖皮质激素滴眼液。这些药效强劲的药物应由医生开具，因为过长时间应用此类滴眼液会增加患青光眼、白内障及眼部感染的风险。

也许处理过敏性结膜炎最好的方法是严格避免接触过敏原，防止激发过敏症状——虽然这并不容易。比如，假如你对花粉过敏，花粉在空气中含量很高，应尽量待在室内，保持门窗关闭，并使用空调。如果对动物皮屑过敏，你可能需要避免接触掉毛的宠物。如果对隐形眼镜清洗液中的某种成分有反应，试着换其他品牌的清洗液或佩戴框架眼镜。

其他过敏反应

一些过敏反应会带来不适感，但不一定让眼睛变红。这种类型的过敏反应有时是因为反应物质并非真正过敏原，比如香烟烟雾、香水或废气。眼睛可能有不适、瘙痒及分泌物。眼睑可能变得肿胀。眼下可能出现黑眼圈，眼周可能出现皮屑、皮肤变红等。你可能会试着揉眼睛，但这样会加重对眼的刺激。

这种反应的治疗方法与过敏性结膜炎相同。对许多人来说，抗组胺药能带来足够的舒适感。每天冷敷几次可能减少眼周的水肿。严重的情况下，医生可能开具药物，比如激素类乳膏或眼膏。在眼周围使用激素有一定风险，应严格按照处方使用。

巩膜炎与巩膜外层炎

巩膜是构成眼球外壁的一层组织。在巩膜与外层膜结构（结膜）之间是一种透明的组织，称为巩膜外层。少数情况下，巩膜或巩膜外层会发炎。

巩膜外层炎是一种轻度炎症，症状包括眼斑片样充血和水肿，通常会在1～2周自行缓解。巩膜炎是一种更不常见但更严重的问题，可能与炎症性肠病或类风湿关节炎相关。本病可能带来眼钝痛和视物模糊。激素滴眼液或眼膏可能有助于缓解炎症，也可应用口服抗炎药。

葡萄膜炎

葡萄膜是眼球壁的中层，包括脉络膜、虹膜及睫状体。葡萄膜的炎症称为葡萄膜炎。当炎症主要累及虹膜时称为虹膜炎。症状可能突然出现，包括眼痛、发红、视力丧失、漂浮物及光敏感。

本病可能与类风湿关节炎或炎症性肠病、梅毒或结核等感染、眼外伤及某些癌症有关。未经治疗的葡萄膜炎可对眼造成永久性损伤。除视力丧失，并发症可能包括青光眼、白内障及视网膜、视神经损伤。

医生可能用抗炎药治疗葡萄膜炎，如激素（通常是滴眼液的形式）。如果情况严重，也可能开具口服激素或注射用激素。如果疾病由感染导致，也可能开具抗生素。如果葡萄膜炎由某种疾病引发，治疗将针对原发病。

眼角膜擦伤

角膜是暴露于外界的眼组织，容易受外伤。擦伤可在尘土、风沙、木屑或金属颗粒进入眼睛接触角膜，或佩戴隐形眼镜时间过长时发生。如没有保护措施，角膜可被阳光中的紫外线辐射灼伤。

受伤后，眼周组织可能发生水肿，眼变红，伴剧烈疼痛。你可能比平时眨眼次数增多。一些人最初几个小时没有症状，但随后极度不适。

一些角膜擦伤的治疗首先应移除异物。试着用干净的水或盐水冲洗眼睛。不要揉眼，也不要用棉棒接触眼球表面，这只能使擦伤恶化。

让眼自然愈合。擦伤通常在一至两天内愈合。医生可能应用抗生素来预防感染，或开具止疼药。更严重的角膜外伤可能需要手术治疗。

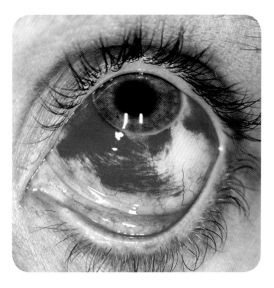

图6-8　结膜下出血　当眼部的小血管破裂时发生。可能看上去很可怕，但这种情况无害，通常几天内即可自行消除

结膜下出血

照镜子时看到一片白眼球（巩膜）上的鲜红出血可能让人担忧。出血通常是由于结膜内血管破裂引发，在用力咳嗽、打喷嚏或呕吐后发生。眼外伤也可能形成出血，但通常结膜下出血没有明确的原因。这种情况会自行好转。如果出血伴有疼痛或反复出血，请与眼科医生联系。

眼睑相关问题

麦粒肿

麦粒肿是眼睑边缘附近的一个红色肿块，看起来像是疖或丘疹。这是由眼睫毛根部的细菌感染引发。麦粒肿通常无害，但内部为脓液，触碰时有疼痛感。

数天内逐渐出现眼睑肿胀。初发一周后，麦粒肿通常破裂，疼痛减轻。水肿会继续存在一周左右。你可能会长不止一个麦粒肿，因为细菌可以扩散，侵犯其他睫毛囊。

不要试着挤压脓肿。这样可能使感染扩散。让麦粒肿自行破裂。一旦脓肿开口，彻底清洗眼睑以防止细菌扩散。

用温热毛巾或纱布热敷在眼睑上来减轻疼痛。每次热敷10～15分钟。每天重复几次可以让脓肿自行引流。

如果麦粒肿影响视力或无法自行消退时应去眼科就诊。顽固性麦粒肿可能需要穿刺引流。如果麦粒肿反复发作，医生可能开具抗生素治疗。

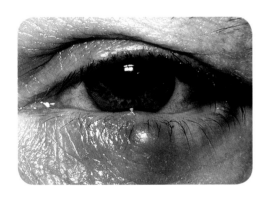

图6-9 麦粒肿 麦粒肿是由于细菌感染而在眼睑缘出现的痛性红色结节，通常无害

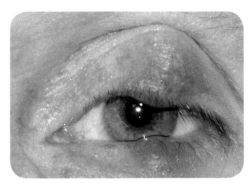

图6-10 霰粒肿 霰粒肿（上睑）是由于皮脂腺阻塞而在眼睑缘附近出现的相对无痛的结节（下睑有一个麦粒肿）

霰粒肿

霰粒肿是另一种类型的眼睑肿胀。不同于麦粒肿，霰粒肿相对无痛，通常从眼睑边缘发展。霰粒肿不是感染。本病由眼睑边缘被油脂阻塞产生。最初霰粒肿很

小，但可能长成豌豆大小。

霰粒肿通常无须治疗即可自行缓解，但可能需要数周到两个月的时间。用纱布热敷该区域，每天四次，每次10～15分钟可以促进愈合。你也可以按摩该区域，试着使肿块消散吸收。

如果霰粒肿变大，影响视力，医生可能开具抗生素眼膏。如果治疗无效或肿块增大，霰粒肿可能需手术引流。

眼睑痉挛

眼睑仿佛有自己的生命，偶尔非自主性地痉挛，通常仅持续几秒，但可以再次出现。这可能让你觉得是不是眼睛出了问题。

通常认为眼睑痉挛是无害的。眼睑痉挛与手、前臂、大腿或脚的肌肉痉挛类似。没人知道为什么会出现这样的动作，但它们通常发生于疲劳或紧张时。

罕见情况下，眼睑痉挛是一种肌肉或神经疾病的症状，但这种痉挛与常见的眼睑痉挛不同。

你可以通过轻柔按摩眼睑来缓解痉挛。用食指以放在键盘上的力度在眼睑内侧与外侧之间来回前后按摩约一分钟。如果在按摩前热敷10分钟可能会更有效。

睑缘炎

睑缘炎是眼睑边缘长睫毛部位的炎症。通常这种情况发生于睫毛根部附近小皮脂腺异常时。油脂在腺体里逐渐积累，易滋生细菌，刺激眼睑。虽然睑缘炎看上去很糟，但通常它不会永久影响视力。

睑缘炎的症状与体征包括痒、灼烧感或眼睑肿胀、分泌物增多、眼红、眼内沙砾感、对光敏感、泡沫样眼泪及眼周皮屑。

眼睑看上去较油腻，有鳞屑粘在睫毛上，导致夜间眼睑黏合在一起。不要为因为有这些黏性分泌物而不得不在清晨用力睁眼而担心。有时早上你可能注意到眼睛周围已变干的眼泪，像是小沙粒一般。

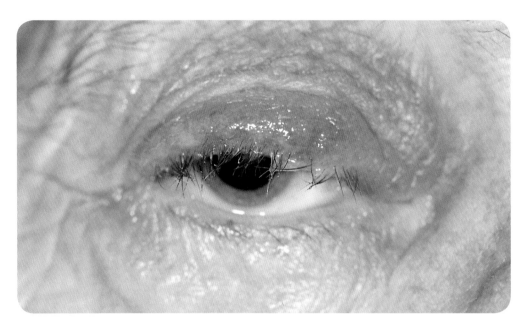

图6-11　睑缘炎　睑缘炎患眼发红、肿胀伴睑缘处油性鳞屑。睑缘炎通常与头皮及眉毛皮屑相关

　　睑缘炎也可能由皮脂腺异常以外的原因导致。睑缘炎相关疾病包括头皮及眉毛皮屑（脂溢性皮炎），以及另一种以颜面发红（酒渣鼻）为特点的皮肤病。可能的并发症包括睫毛缺失、睫毛生长异常、麦粒肿或霰粒肿、眼泪分泌过度或干眼症、慢性红眼病及角膜损伤。

　　睑缘炎通常是慢性疾病，很难治疗。治疗关键是保持良好卫生，这有助于控制症状。每天进行一至两次如下治疗：

　　·闭眼，热敷约10分钟，让眼睑上的皮屑松动。

　　·热敷结束后，用温水及几滴婴儿沐浴液湿润毛巾，来洗净睫毛根部的油性分泌物。将上下眼睑与眼轻柔拉开，避免毛巾擦拭时意外损伤角膜。

　　·用温水冲洗眼睑，然后用洁净的干毛巾轻柔擦干眼睑。

　　向医生询问清洁眼睑后局部应用抗生素的事宜。继续每天规律清洁眼睑直至症状消失。虽然你可能会减少清洁频率，但也应规律护理眼睑，防止再次发作。

　　如果规律清洁无法改善睑缘炎，请联系医生。医生可能开具抗生素乳膏。严重情况下，可能开具抗生素与糖皮质激素滴眼液。

眼睑瘙痒

眼睑瘙痒通常伴随季节性过敏，但也可能提示接触性皮炎。这种炎症发生在手指接触刺激性物质然后接触眼睑后。化妆品也可能使眼周皮肤过敏。

如果眼睑瘙痒，不要过度揉眼或搔抓眼睑。揉眼最终可能导致湿疹，造成持续瘙痒、脱屑。如果眼睑对某种化妆品或其他物质过敏，应避免应用这些物品。

睑内翻与外翻

有时，眼睑（通常为下眼睑）向眼内翻，使眼睑及睫毛摩擦眼球表面。这种情况称为内翻。除对眼的刺激外，内翻造成了流泪、眼红、分泌物增多、眼睑脱屑及眼内异物感。严重情况下，内翻的睫毛可能擦伤角膜，导致感染。

多数时候，内翻在眼睑组织因年龄而变得薄弱时发生。本病早期征象是清晨眼部刺激感，白天通常消失。刺激感通常出现得越来越频繁，甚至持续存在。

外翻指眼睑下垂并朝向眼外——通常发生于下眼睑。这将导致眼睑不可正常闭合。如没有足够防护，暴露的眼球表面变得干燥，发炎。泪液积聚在眼角，并流到眼睑上。揉眼将使刺激加重。

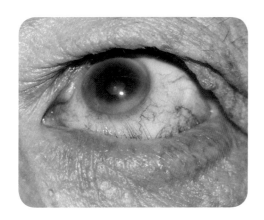 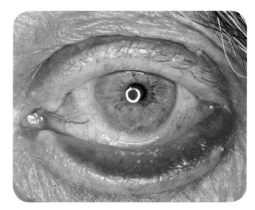

图6-12　睑内翻及外翻　内翻的眼睑（左图）朝向内，使睫毛摩擦并刺激眼球。外翻的眼睑（右图）发生下垂，不再贴合眼球。若没有保护及润滑，眼球将受刺激变红

与内翻类似，外翻多由年龄相关的眼睑组织薄弱导致。这种情况也可能由面神经疾病、外伤、肿瘤或之前的眼睑手术导致。有时，眼睑外翻可能与潜在的疾病，如特应性皮炎或狼疮相关。外翻不治疗，可能导致眼部感染及角膜损伤。

人工泪液或眼膏有助于角膜润滑，能暂时缓解刺激症状。一些人在夜晚佩戴眼罩来保证眼部湿润。也有人夜间在眼睑使用一种透明的黏胶（皮肤胶）来帮助眼睑在夜间入睡时闭合。

睑内翻与外翻最主要的治疗是通过手术使眼睑复位。通常会将眼睑的一小部分切除，来收紧眼睑的韧带与肌肉。操作步骤简单，通常为局部麻醉下的门诊手术。术后，夜间可能需佩戴眼罩，并使用抗生素眼膏，持续约1周。

眼睑皮肤松垂

随年龄增长，眼睑皮肤可能因脂肪积聚与肌肉弹性下降而伸展松弛。这种情况称为皮肤松垂，通常双眼同时出现。

偶尔，上睑皮肤松垂可能超过睫毛，影响外周视力或阻碍眼球完全睁开。下睑可能在眼睛下方形成所谓的眼袋。

眼睑成形术通过去除多余的皮肤、肌肉与脂肪来修复松垂的眼睑。操作通常很安全，门诊即可完成。术后肿胀与摩擦感应在2～4周消退。情况较轻者可以通过激光手术使组织紧致，无须去除。

许多人对手术效果满意，但一些人可能再次发生上睑松垂。是否再次手术取决于上睑松垂是否影响视力。

上睑下垂

控制上睑的眼肌可抬起上眼睑并使眼睛张开。上睑下垂由眼肌薄弱导致。皮肤松垂导致眼睑皮肤下垂，而上睑下垂则使整个眼睑下垂。

上睑下垂将缩小视野。你将通过持续抬起眉毛来代偿，试图提升上睑。

上睑下垂通常在家族中出现，可以影响单眼或双眼。一些儿童出生即有这种情况——通常仅累及单眼。成人中，上睑下垂可由年龄增长、外伤或一种影响神经与肌肉的疾病（即重症肌无力），或糖尿病、脑肿瘤导致。

如果眼睑突然下垂需提高警惕，因为这可能是卒中或其他急性问题的征象。

如果上睑下垂不影响视力，且你对外形不介意，医生可能不进行治疗。如果眼睑缩减了视野，应进行全面眼科检查来判断病因。

如果下垂是因为神经或肌肉疾病，治疗潜在病因可能有助于缓解。如果下垂是由年龄或外伤导致，医生可能推荐手术来加强肌肉。这是一项复杂的操作，应由专家完成。

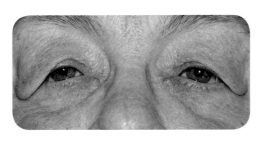

图6-13　眼睑皮肤松垂　上睑皮肤松垂可能导致其下坠超过睫毛，影响视力

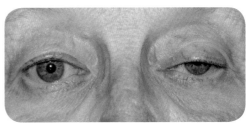

图6-14　上睑下垂　提升眼睑的肌肉变薄弱，这可导致整个眼睑下垂至眼前（本图示左眼为患眼）

泪液相关问题

健康的眼睛由一层薄泪膜覆盖——泪膜湿润眼表，不会流出至眼睑。产生大多数液体的泪腺位于上睑皮肤下。眼睑其他腺体也产生泪液的成分。

泪液通过上睑的开口到达眼表。眨眼时，眼睑将泪液涂布在眼表，并将多余液体挤入泪道，在鼻腔引流——这也是哭泣时鼻涕增多的原因。基础泪液分泌连续、稳定，从而防止干眼，保持明亮视觉。

反射性流泪是对突发刺激或强烈情感的反应，产生大量液体，通常导致泪液分泌过多。例如，当眼睛受到烟雾刺激，多余泪液生成以洗掉异物。一个悲伤的电影或欢乐的婚礼也可使泪液沿脸颊流淌。也有其他导致泪液分泌过多的原因，包括过敏反应、眼或鼻窦感染及鼻腔问题。偶尔，泪腺的问题会导致泪液持续分泌。

干眼症

泪液产生随年龄增长而减少，泪液减少影响泪膜稳定性，在眼表产生干燥小点，刺激眼睛，降低视力。一些人虽然可以产生正常量的泪液，但泪液的成分质量差。这种泪液缺乏保持湿润的重要成分。眼睑问题也可导致干眼症。

泪液质量

泪液不只是水。它们是一种复杂的混合物，包括油脂、蛋白质、电解质及抗菌物质。这种混合物对保持眼表湿润、光滑及清凉是不可或缺的。

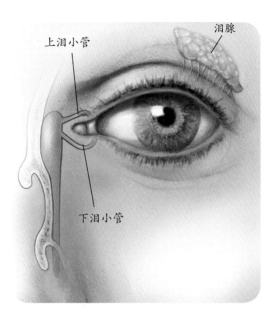

图6-15　泪道系统　泪腺位于眼上方眶部。泪腺持续产生泪液。泪液随眨眼均匀涂布至眼表。一层泪液薄膜滋养并润滑眼表，洗刷走组织碎片。眼睑小腺体产生的油脂混合入泪液，有助于防止液体蒸发过快。多余液体被挤入眼角的泪道，从鼻腔引流或作为眼泪流出眼睑

泪膜包括三个基本层次：

黏液层：泪膜最内层是一层黏液，可使泪液在眼表均匀涂布。

水液层：中层大多是水分，有一点盐类。它清洁眼部，洗刷掉异物。

油脂层：最外层，由眼睑边缘的腺体产生，包含油脂。油脂稳定泪膜，减缓中间水液层的蒸发。

有时，这些成分失衡，导致泪液蒸发过快。某些疾病可以改变油脂及黏液层。一些皮肤疾病可以破坏油脂层产生。任何这些问题都可引起眼表干燥。

干眼症的医学术语为干燥性角结膜炎。症状与体征包括刺痛、烧灼感或搔抓感、肿胀、眼红及眼内或眼周丝状黏液。眼疲劳与光敏感更强烈。

这种情况通常同时累及双眼。常见于绝经后妇女。干眼症也与一些疾病相关，如类风湿关节炎及干燥综合征。

干眼症通常不会引起永久性视力损伤，但疾病带来的极大不适感，使人们寻求治疗。

如果我眼睛干涩，为什么还会流泪？

虽然这可能像是个悖论，但患干眼症同时伴泪液流淌是可能的。当眼睛受干燥刺激，泪腺通过反射性泪液分泌来湿润眼表。因反射性泪液较基础泪液水分更多，蒸发得更快，无助于缓解干燥。多余的液体无法通过泪道引流而流出至眼睑。

如果眼睛觉得干燥不适，就诊时医生会检测泪液的数量与质量。Schirmer试验中，在下眼睑处放置做标记的纸条来检测有多少纸条会被泪液浸湿。其他试验使用特殊染料的滴眼液来检测眼表情况，并测量泪液蒸发速率。

干眼症的治疗目标是重建正常泪膜并使干眼症的后果最低化。

增加泪液。轻度干眼症可以用人工泪液治疗。根据需求使用润滑滴眼液来减缓症状。不含防腐剂的滴眼液效果最好。

存留泪液。使用硅胶栓部分或全部关闭泪道有助于存留泪液。在更为永久性的治疗中，医生可以使用热量使泪道开口的组织萎缩，形成瘢痕，关闭泪道。

药物。唯一被批准用于慢性干眼症的药物是环孢素（丽眼达）。该药减少炎症，有助于增加泪液产生。一些人在应用此药后会有眼部灼烧感。

如同任何液体一样，泪液在接触空气时蒸发。下列简单步骤可减少蒸发：

· 避免吹风机、空调或风扇的风吹进眼。

· 在有风的天气里配戴眼镜，游泳时佩戴护目镜。

· 保持家里湿度在30%～50%。

· 避免揉眼，揉眼可能加重刺激。

· 记得眨眼，眨眼可使泪液涂布更均匀。

泪液过多

泪液产生过多大多见于老年人，与年龄及鼻外伤相关。过多泪液可能由眼擦伤、眼睑感染、睫毛内翻、过敏或鼻腔问题导致。此时，泪液积累，流出眼睑，导致眼泪流下脸颊。

过多泪液也可由泪道引流不畅导致。泪道阻塞可见于感染，小尘土颗粒及松弛皮肤细胞也可堵塞泪道。

持续流泪超过几天时应就诊。如果问题是泪道阻塞，医生可能进行一项简单的门诊操作来冲洗泪道。

泪道感染

偶然情况下，泪道可因泪液中积聚过多细菌而感染。这种情况称为泪囊炎。此时，眼与鼻腔间的组织变得红肿、发热。泪液不可再由鼻腔引流，导致泪液过多。

医生可能开具抗生素治疗感染。每天用温热纱布敷眼几次可缓解不适。

如果症状变得严重，用药无法改善，医生可能建议通过手术来制造一个新的泪道。用一个薄硅胶管在愈合过程中保持新泪道开放。少数情况下，需要手术植入一个人工泪道。人工泪道由牢固、不易碎的玻璃制成。

第七章

保护视力

随着年龄的增长，视力一定会下降吗？答案是否定的。每个人的视力都在随着年龄发生变化，避免所有眼部问题或眼外伤的发生是不现实的，但可以采取一些方法来保护视力、减少某些眼疾的发生。

事实上，针对多种眼部损伤与视力问题的发生，有许多日常可以采取的预防措施，包括规律检查视力，以及将一些可能对视力造成影响的慢性疾病尽可能控制在最佳状态（例如糖尿病、高血压）。

这些措施还包括在可能损伤眼睛的情况下配戴护目镜，以及养成良好的工作习惯以避免视疲劳。甚至连吃进去的食物也会影响眼睛。

在本章中，你将了解到一些能够即刻帮助你将视力调整到最佳的健康习惯，也将学到如何在未来的数年中保护视力。在阅读的过程中，你可以把自己当前的习惯与文中的推荐进行对比。

或许你能够做到定期复查，但却经常忘了在外出时佩戴太阳镜。又或许你已经在采用有益眼睛健康的膳食菜谱，但大多数工作时间却都在眯眼盯着电脑屏幕。

首先，你应当对自己曾做出的有益健康的选择感到欣慰。而后，你需要找到自己有待改进之处，并为下一步的健康转变设定目标。改变生活习惯确实有些困难，但为了保护视力是十分值得的。

定期眼科检查

定期进行眼科检查是保护视力的最佳手段之一。全套眼科检查包括一系列用于

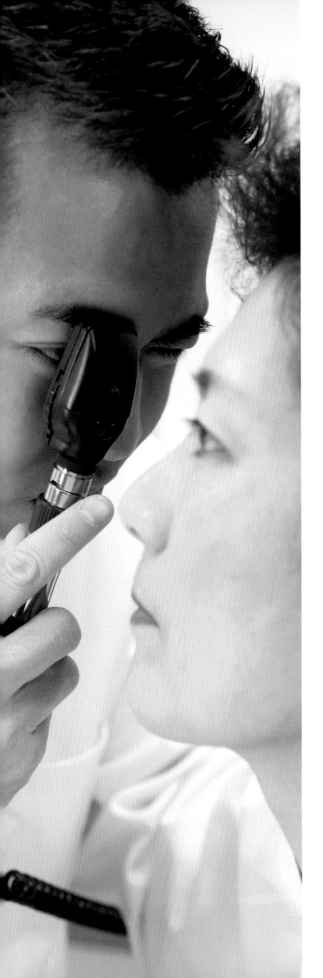

从不同角度评估视生理以及眼健康的检测项目。

医生可能会检查眼睛的外观，而后让你通过一系列透镜来看多种物体。可能会使用特殊的散瞳药物，使眼球前部的瞳孔散大，以便于眼科医生在强光辅助下检查眼球内部结构，并清晰观察到视网膜的情况。

以上所有检查能够提供有关视力、深度感知、颜色感知、眼肌运动、周边视力、眼压以及瞳孔对光反射等方面的重要信息。这些信息能够早期发现眼睛出现的问题，而此时这些问题通常是能够被纠正的。

规律的眼科检查也可使眼科医生能够做到：

· 校正你因年龄增长带来的视觉变化。

· 发现并减少你视疲劳的来源。

· 为你提供眼部护理的建议。

· 确认你的视力水平满足你的需求。

假如你等到出现症状才去医院就诊，所耽误的时间可能就太长了。这是由于许多眼部问题，包括黄斑变性、青光眼和糖尿病视网膜病变，能够在你自觉症状出现之前就对视功能造成不可修复的损伤。

眼科检查计划

多个因素决定你需要进行眼科检查的频率，包括年龄、健康状况以及出现眼疾的风险。请遵守如下来自美国眼科学会的通用指南。

低龄儿童

在婴幼儿阶段，眼科检查的重要意义在于发现视力问题及可能威胁到健康成长与眼睛发育的危险因素。你一般可以请儿科大夫和家庭医生来为孩子进行眼科检查。

定期检查通常包括对常见儿童眼病的筛查，包括对眼（斜视）、懒惰眼（弱视）以及垂眼（上睑下垂）。当孩子达到3岁时，就应进行屈光不正相关的检查，如近视、远视和散光。总的来说，低龄儿童应在如下阶段进行眼科检查：

- 出生后到3个月。
- 6个月～1岁。
- 约3岁时。
- 约5岁时。

学龄期儿童

5岁后，如果孩子没有眼病的症状，也没有视力问题的家族史，推荐1～2年进行一次眼科检查。如果孩子存在视力问题的家族史，或存在眼病相关危险因素，如糖尿病或甲状腺疾病，检查频率应相应提高。

如果你有固定的儿科医生或家庭医生，他们可以继续为这一年龄段的孩子进行眼科检查，但若发现眼睛结构性问题或视力问题，孩子应转诊至眼科专科大夫。

成人

总的来说，如果你很健康，同时没有任何眼疾的症状，你可以按如下间隔进行眼科检查：

- 20～39岁，每5～10年进行一次体检。
- 40～54岁，每2～4年进行一次体检。
- 55～64岁，每1～3年进行一次体检。
- 65岁之后，每1～2年进行一次体检。

如果存在下列情况，你可能需要更加频繁的眼科检查：

- 佩戴眼镜或隐形眼镜。

· 有眼病的家族史。

· 曾经历过眼外伤。

· 患有会提高眼病风险的慢性疾病，例如糖尿病。

由于黑种人及40岁以上人群患青光眼的风险更高，推荐这两类人群增加眼科检查的频率。青光眼是致盲的主要原因之一，通常只能在定期眼科检查时发现。

即便你不喜欢佩戴眼镜或隐形眼镜，也不要让它成为你不去眼科就诊的理由，因为眼科检查是评估视力情况、发现患眼病风险的最佳方式。下一步你便可以制订行动计划，以将这些风险最小化，并在需要时改善视力。

相关计划可能包括配眼镜或隐形眼镜，但并不是所有情况下都需要这么做。如果你的视力问题十分轻微，同时未矫正视力并不会对你造成影响（指仍能够通过驾照考试，并能安全地进行日常活动），你可能不需要佩戴矫正镜片。不佩戴矫正镜片并不会造成视力的进一步恶化。

谁来提供眼科检查?

你的眼科体检和日常眼镜护理可能需要用到如下三类专业的技术人员：眼科医生、验光师、眼镜商。

眼科医生。眼科医生是处理眼部问题的医师，他们具有进行医疗活动及手术的行业资格。眼科医生毕业于医学院，经历过至少4年的眼睛相关解剖、生理、疾病的专业培训。一些眼科医生选择专攻眼科诊疗中的特定领域，如青光眼，而这需要更进一步的训练。眼科医生能够进行眼科检查、开处方并调整矫正镜片。他们能够诊断并治疗复杂的眼部疾病，并实施矫正手术。一些眼科医生可能选择仅进行某些眼病的治疗，或进行特定的某种手术。

验光师。验光师在大学毕业后完成了4年验光专业的学习，并获得了视光学博士学位（O.D.）。他们受过许多眼部护理服务的训练，并获得执照，包括视力评估、处方矫正镜片、诊断并用药治疗常见眼病。如果你的病情复杂，或需要手术治疗，可能会被验光师转诊至眼科医师处。

眼镜商。眼镜商是经过训练的进行眼镜或隐形眼镜配制的专业人员。他们不进行视力检查或开具处方，但是可以执行验光师或眼科医师的处方。

以上三类专业人士通常会相互合作，为患者提供最好的眼睛护理服务。在为自己选择进行眼部护理的个人或团队时，应考虑到医疗质量、诊疗经验以及服务情况。

为你的眼科就诊做好准备

在就诊过程中，医生在进行眼睛检查及许多测试之余，很可能会提问个人既往患病情况和家族患病情况。请做好准备，尽量诚实并完整地回答下列问题，尤其当此次就诊距离上次就诊已有数年时。如果必要，可以在就诊时携带病历资料。

你现在面临的视力问题是什么？你曾经遇到过什么视力问题？

如果你正在佩戴眼镜或隐形眼镜，你是否觉得很舒适？如果不是，什么问题在困扰你？

你是否曾被诊断过慢性疾病或其他疾病？如果有，都有哪些？

你是否有正在服用的药物？

你是否对什么东西过敏？

你是否具有眼病的家族史，如黄斑变性、白内障或青光眼？

你是否具有会影响视力的那些慢性病家族史，如糖尿病、高血压或心脏病？

所有以上信息能够帮助医生评估你患眼病的风险及眼睛的健康情况。

佩戴护眼用具

在可能造成眼睛损伤的情况下佩戴安全眼镜或护目镜，这是保护视力的性价比最高的方式之一。美国国家防盲学会指出，研究显示恰当的眼睛保护能够防止近90%的眼撞击伤的发生。

工作中

化学药品迸溅，农药烟雾，以及飞溅的金属、玻璃和木头颗粒——这些都是工作场所中造成眼睛损伤的危险因素。如果你在农园、工厂或化学实验室工作，便有

眼科急症的警示性表现

能够识别眼科急症的警示性表现并及时就医，是保持眼睛健康的重要部分。如果你发现以下任意一条症状或体征，无论近期是否做过眼科检查，请尽快预约眼科就诊：

- 突发视物模糊。
- 眼睛疼痛。
- 视野中出现闪光、暗点或暗影。
- 光线周围出现晕环或彩虹。
- 线条及物体边界出现扭曲、波浪状改变。

很大可能出现严重的眼睛损伤。

应当知晓工作环境中潜在的危险因素，并一直佩戴恰当的保护性护目用具。同时，也应在开始工作前接受有关化学通风橱、机械安全罩、工作界面或其他工程控制系统的使用培训，确保将风险降到最低。

如果你的工作内容存在眼伤的风险，法律规定公司应提供相关的安全眼镜，而所需护目装置的种类则取决于工作内容。

首先，请确保你已经配备了与工作内容相适应的防护装置——有侧护板的安全眼镜、护目镜、护面罩还有头盔，并按要求佩戴。

家庭中

工作环境曾是发生严重眼部创伤的主要场所，但这一情况已经得到改善。如今，近半数的眼伤均在家中发生，而这个数字还在持续升高。

眼部创伤可以在修剪草坪、修剪树篱或灌木丛，以及使用所有电动工具时发生。家用的清洁剂或其他化学药品、做饭时溅起的脂肪或油滴、农园中喷洒的化学药物，或是敞口的香槟酒瓶，这些都可能造成眼部损伤。

一定要确认所有工具都处于正常的工作状态，同时在必要时加用安全防护措施，例如炸锅上的遮油板。

有许多常见的家用产品，一旦接触到眼睛，将会造成十分严重的后果。这些产品包括去垢剂、排水管清洁剂、消毒剂、溶剂、微波炉清洁剂，以及任何含有漂白剂、氨水、氯气、碱性物质和碱液的产品。使用过程中，请按照说明进行操作，并始终保持谨慎小心。切记永远不要将不同的清洁剂混合。

在进行可能造成眼部损伤的家居维修工作、业余爱好或活动时，佩戴防护眼镜是一个不错的选择。无论是在修理汽车、粉刷房间还是清理车库，佩戴护目镜都可以防止灰尘、锈蚀、油漆屑和其他小颗粒物落入眼睛。如果身边有孩子在帮助工作，请确保他（她）也佩戴好防护眼镜。

娱乐活动时

高速抛来的球会对眼睛造成严重伤害。游戏过程中无意戳来的手指可能会剐伤或撕裂角膜。绊倒或跌倒都可能造成眼睛外伤。事实上，每年都有数以万计的运动以及休闲活动相关的伤害发生。

在棒球、篮球和球拍类运动中，眼睛受伤很常见。而拳击和武术则存在造成严重眼部伤害的高风险。

适当的眼睛保护可以预防许多受伤案例的发生，而常规佩戴的眼镜是不够

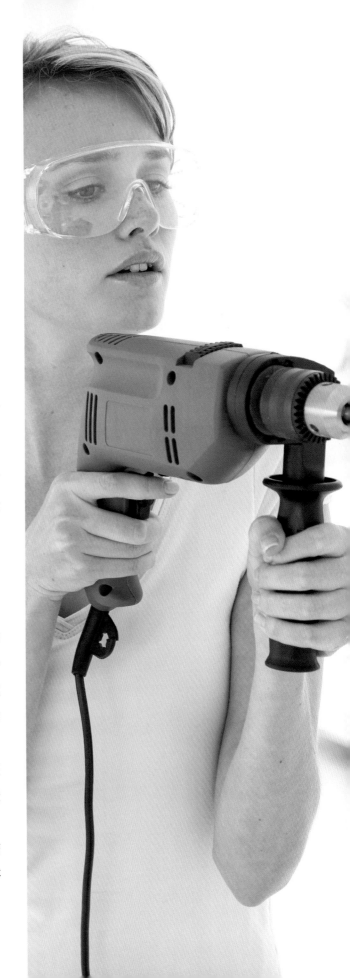

如何处理眼部损伤

即便眼伤看上去似乎十分轻微，也应立即去眼科专家处或医院急诊室就诊，这是因为损伤的全貌可能并不总是容易被发现的。

如果眼睛持续受到钝性损伤或切割伤：

·请勿揉眼睛（揉眼可能造成更广泛的组织损伤）或冲洗眼睛。

·请勿在眼睛上涂抹任何软膏或药物。

·请勿尝试去除卡在眼内的异物。

·用某种类型的护罩轻轻地遮住眼睛并寻求医疗帮助。例如，将一次性水杯的底部扣在眼窝上。

·避免服用对乙酰氨基酚（泰诺等）、布洛芬（Advil、Motrin IB等）、萘普生（Aleve）或阿司匹林，这些药物可能会加重出血。

如果化学物质溅入眼睛中：

·请立即用温自来水冲洗眼睛，以清除任何化学物残留。将眼睑尽可能地拉开，并用稳定的水流冲洗眼睛15~20分钟。同时，将头朝受伤侧倾斜，这样化学物质便不会冲入未受伤的眼中。

·冲洗眼睛后，用软垫盖住眼部。

·寻求紧急医疗服务，应随身携带化学品的容器，或将产品名称写在纸条上并携带。

如果你的眼睛里有异物或颗粒：

·不要揉眼睛。

·如果入眼的是小颗粒，例如一些灰尘，请尝试眨几次眼睛，让眼泪来清除这些颗粒。

·如果眨眼不起作用，请尝试将物体冲出。用小玻璃杯盛满温水或盐水，将玻璃杯的边缘放在眼窝边缘，将水倒入眼睛，同时保持眼睛睁开。

·请勿尝试去除任何嵌入眼球的物体，或是使眼睛难以闭合的物体。

的。不同的活动对应不同的保护策略。对于篮球、球拍类运动和草地曲棍球而言，聚碳酸酯塑料制成的抗冲击眼镜是一个不错的选择。而对于棒球、冰球和长曲棍球，请考虑使用坚固、防碎、轻质塑料面罩或金属丝制成的防护头盔。对于游泳池中的运动项目，可使用泳镜来阻隔氯等化学物质对眼睛的刺激性影响。

高强度的锻炼可能会导致防护眼镜起雾。但即便发生这种情况，也请勿在活动进行过程中因任何原因摘掉防护眼镜，而应等到活动中间休整时，或有机会离开活动时再行调整。

佩戴太阳镜

来自太阳的紫外线会损害你的眼睛和你的皮肤。长期接触紫外线会增加患眼病的风险，特别是白内障和年龄相关性黄斑变性。即使是人造光源，如焊接电弧，或亦可译作"人工学外线灯"，也能够烧灼眼睛的角膜和结膜。

保护眼睛免受日光损伤的最佳方式是佩戴具有阻挡紫外线并消除眩光功能的太阳镜。不一定只有昂贵的太阳镜才有效。应寻找一副能够阻挡99%～100%的紫外线A和紫外线B的眼镜。为了优化效果，这副眼镜应贴近面部轮廓，或是有环绕的镜框。

任何在户外活动超过数分钟的情况下，包括阴天时，都请戴上太阳镜。因为即使云遮挡住了太阳，它们也无法阻挡所有的紫外线辐射。

你可以通过选择能够遮挡可见光的深色镜片来减少眩光，眩光来自路面、水面、沙地和雪地等光滑表面的反射作用。偏振光镜片也可减少反射眩光，但它无法阻挡紫外线辐射，所以如果你打算购买偏振光镜片，请检查它的标签，以确保它也能够提供最大限度的紫外线防护。

避免视疲劳

任何依赖大量用眼的工作或活动都可能导致眼睛疲劳，这些工作或活动包括驾驶、阅读、做手工，或是盯着电脑、智能手机或平板电脑等。这并不会导致永久性

阳光的应对策略

除了在室外佩戴太阳镜外，请按照以下提示来保护眼睛免受阳光损害：

· 佩戴宽沿的帽子或棒球帽。通常会有大量的阳光从头顶上直射下来，它们能够躲过多数太阳镜的滤过。

· 无论是否佩戴太阳镜，都请勿直视太阳。这种做法可能会对你的眼睛造成永久损伤。习惯性地注视水面反射而来的阳光也会造成眼睛损伤。

· 在脸上和眼睛周围（包括眼睑上）涂抹防晒霜。

· 避免使用市面上的人工日光浴。如果一定要使用，请确保美容院会提供特殊的防护眼镜。

· 许多常用药物，包括抗生素、抗抑郁药、利尿剂、他汀类药物和非甾体类抗炎药，会使你的眼睛对光线更加敏感。请确保你了解你所服用的药物是否会导致光敏感。如果会，服用后就要对阳光格外小心，每次出门时都要戴上墨镜和帽子。

· 如果你患有眼部疾病，例如黄斑变性，你便具有更高的风险患紫外线相关的眼部损伤。无论你走到哪里，无论阳光暴露时间有多短暂，都要记得保护你的眼睛。

的眼睛损伤，但会影响日常视力。

视疲劳的常见症状包括：

· 眼睛疲劳。

· 眼睛干燥、瘙痒、流泪或烧灼感。

· 视物模糊或重影。

· 头痛。

· 颈部或背部疼痛。

· 对光线的敏感度增加。

· 眯眼。

提供充足的光线

当需要进行高强度用眼或近距离工作时，确保有充足的灯光能直射你正在使用或处理的物品。如果真的有需要，不要因为增加耗电量而觉得难为情。

尽管对于视力正常的人来说，标准瓦数的灯泡可能已经足够了，但如果你的视力因眼疾而有所下降，则可能需要瓦数更高的灯泡。每次更换灯泡时，请确保灯具能够耐受新灯泡的瓦数。

阅读时。坐在椅子上阅读时，尽可能将光源置于身后，并使光线直射在书页上。光线应当明亮，但不过分刺眼。如果是在书桌前阅读，请在面前放置一个有灯罩的灯。灯罩可以避免光线直射你的眼睛。

看电视时。应保持房间的亮度较为柔和。若屏幕与周围黑暗环境之间的对比度太大，将会导致眼睛疲劳。

电子产品相关的视疲劳

如果你一天内的大部分时间都在盯着电脑显示器、笔记本电脑、平板电脑或智能手机，抑或是多种设备，你可能已经出现了某种程度上的视疲劳。例如，当目光离开屏幕时，你可能会看到彩色的条纹，或是屏幕的残影。

研究人员认为这种行为不会造成长期的影响，但其带来的症状可能会令人产生不适与混乱感。为防止出现电子产品相关的视疲劳，可以尝试采取这些策略：

通过眨眼进行休息。在使用电脑或其他电子设备时，许多人的眨眼次数会低于正常水平。这会导致眼睛干燥、对刺激敏感。可以尝试有意识地增加眨眼次数。眨眼能够增加泪液产生，有助于湿润并润滑你的眼睛。可考虑在屏幕上放一张纸条来提醒你眨眼。

转移视线。可间断强迫自己将视线放在屏幕以外的物体上。应努力遵循20-20-20规则：每隔20分钟，将视线从计算机或平板电脑上移开，看向约6米以外的地方至少20秒。

改变节奏。每工作大约一个小时，至少站起来一次并在周围走走。不过，不要在两类电子产品之间切换，比如工作时在使用电脑，休息时就不要用手机来回复邮

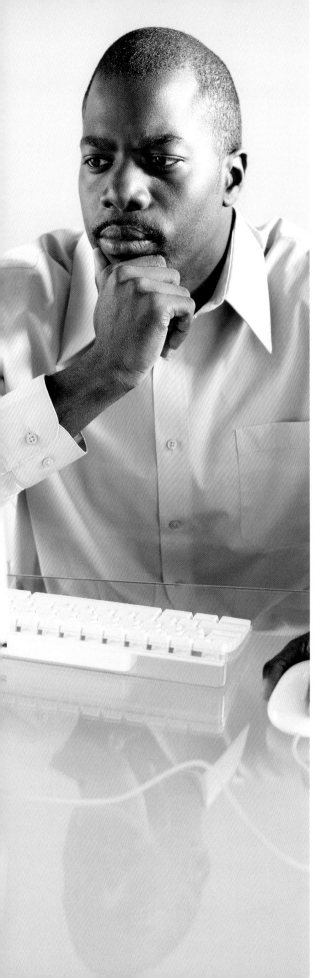

件。做一些不会接触到屏幕的事情，比如到喷泉周围散散步。一天之中安排几次休息，可以靠在椅背上，闭上眼睛休息一会儿。

注意位置。将屏幕放置在正前方距离鼻尖约50～100厘米的位置上。屏幕的中心应稍稍低于眼睛的高度，这样你的视线是轻微向下的。当使用台式电脑时，请将键盘直接放在显示器前面。如果键盘与显示器成一个角度，或放置在侧面，那么你的眼睛可能会因必须反复改变焦点而疲劳。

如果需要向前探头才能看清较小的字体，请考虑放大字体或页面视图。如果你与孩子或其他成人共用一台家用计算机，请务必在更换使用者后，根据个人需求重新调整设置。

减少眩光。灵活选择显示屏幕摆放的位置。较严重的眩光一般来自位于上方或后方的光源，包括日光灯和阳光。

将室内照明度保持在普通室内照明的一半。如果需要，使用调光开关，并拉上百叶窗和窗帘。避免将显示器直接放在窗户或白墙正前方。

当你使用笔记本电脑、平板电脑或电子阅读器时，也请警惕眩光的存在。选择一个能够将窗户或头顶的灯光带来的眩光减到最低的工作位置。

无论何时，最好都能使用平面的显

示屏。可考虑使用防眩光的显示屏，或是防眩光外罩。同时，也要注意调整你的屏幕亮度，使它与周围环境的亮度大致相同。此外，还应将屏幕对比度调整到最舒适的水平。

保持屏幕清洁。定期清洁电子设备。灰尘会降低对比度，并可能加重屏幕产生的眩光。

佩戴合适的眼镜。如果你佩戴眼镜或隐形眼镜，请确保眼镜的度数适合进行电脑工作。许多眼镜都是被设计用于近距离阅读的，而可能不适用于长时间观看电脑屏幕。

有效使用滴眼液

非处方滴眼液能够帮助预防并缓解眼部干燥感及刺激感。滴眼液还可以缓解过敏或其他原因引起的轻微眼部不适。有三种可以买到的非处方滴眼液：

润滑滴眼液。润滑滴眼液或人工泪液就像你自己的眼泪一样，有助于保存眼部水分并防止其蒸发。一至两滴人工泪液可以舒缓眼部刺激感，达到润滑和舒适的目的。如果你选择的滴眼液不含防腐剂，可以根据需要随时使用。此类滴眼液是解决电脑视疲劳的理想选择。

减轻充血的滴眼液。此类滴眼液是一种血管收缩药物，通过收缩结膜中的微小血管来缓解眼睛发红的症状。使用一两滴即可减轻刺激感，效果可维持数小时。症状的缓解应是十分迅速的，如果没有出现快速缓解，请向眼科医生咨询，看看是否有潜在的更严重的问题。

抗过敏滴眼液。一些减轻充血的滴眼液中同时含有抗组胺药物，能够缓解季节性过敏症，如花粉症。每天

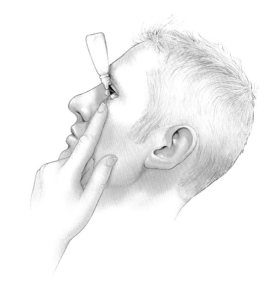

图7-1 使用滴眼液 将下眼睑拉开呈囊袋状，以容纳滴眼液。而后闭上眼睛，但不要挤眼睛。用手指轻压眼睛内侧，以减缓泪液引流的速度

仔细阅读标签

一些非处方滴眼液含有能够增加缓解效果的添加剂，或能够在包装开启后阻止细菌生长的化学防腐剂。这些添加剂和防腐剂会刺激你的眼睛或引起过敏反应。如果在使用这些滴眼液后眼睛或眼睑变得更红、发痒或肿胀，请停止使用滴眼液并咨询眼科医生。

另外，请务必阅读并遵循所用滴眼液的推荐剂量。比建议用法更频繁地使用某些滴眼液会造成不良后果。例如，如果你过于频繁地使用减轻充血的滴眼液，反弹效应可能会出现——随着滴眼液的效果逐渐消退，眼睛红肿和刺激性不适感会随之增加。

如果你是患闭角型青光眼的高危人群，请勿使用含有抗组胺药物的滴眼液。它们可以诱发青光眼发作，引起恶心、呕吐、眼睛疼痛和突然发作的视力障碍。

使用抗过敏滴眼液不应超过两至三次，或遵医嘱使用。

如何使用滴眼液

要正确使用滴眼液，请按照以下步骤操作进行：

1. 将头部向后倾斜，轻轻将下眼睑拉离眼睛，形成一个"小口袋"。将滴眼液滴至"口袋"中。不要让瓶子的尖端接触眼睛或眼睑表面。

2. 轻轻闭上眼睛，不要眨眼，不要用力挤眼，否则会将滴眼液挤出眼睛。

3. 用食指轻压内眼角，这可以防止滴眼液立即通过泪管排出。

4. 闭眼一分钟，用纸巾擦掉眼睑上多余的水珠和眼泪，然后睁开眼睛。

戒烟

香烟烟雾几乎会对你身体的每个器官造成危害——当然你的眼睛也不例外。像任何空气污染物一样，烟雾会对你和其他人的眼睛造成刺激，并使眼睛变红。此外，吸烟也是白内障、黄斑变性、糖尿病视网膜病变、缺血性视神经病变和视网膜血管闭塞的危险因素。

如果你正在吸烟，你便有了另一个强有力的戒烟理由——为了保护你的视力。市面上有许多可以帮助戒烟的资源、产品和药物。篇幅所限，本书无法罗列所有你需要的信息，但你可以从社区内的信誉较好的网络在线组织或当地团体来获取相关的知识、工具和支持。

戒烟相关的资源

全球许多国家都有免费的戒烟热线。可尝试拨打中国国家戒烟专线400-888-5531。或者登录"中国疾病预防控制中心控烟办公室"网站（www.notc.org.cn）。

- **中国抗癌协会** www.caca.org.cn
- **国家心血管病中心** www.nccd.org.cn
- **中华医学会呼吸病学分会** www.csrd.org.cn
- **中国控制吸烟协会** www.catcprc.org.cn

眼健康膳食方案

你可能曾听说过胡萝卜对眼睛有益，那么其他食物对视力的影响是如何的呢？是否存在能够保护视力的膳食方案呢？

答案或许是肯定的。科学家们认为，缺乏某些营养物质，包括维生素、类胡萝卜素和脂肪，可能是黄斑和其他眼部结构因老化而开始出现问题的原因之一。增加这些营养素的摄入可能有助于预防年龄相关性黄斑变性和其他严重眼疾的发生。

另一个好消息是，想通过膳食让眼睛更健康，并不需要摄入一些不常见的或是很难吃的食物。对眼睛健康有益的膳食应当是一种健康、均衡的饮食方案，它同时也可以保护你免受心脏病和糖尿病的困扰，并能帮助你保持健康的体重。

水果和蔬菜

类胡萝卜素是一类从色彩丰富的果蔬中发现的营养素家族。这些营养素不是维生素，但是你的身体会将其中的一部分物质转化为维生素。例如，身体会将β-胡萝卜素转化为维生素A。类胡萝卜素高度富集在眼睛的视网膜上，并往往在黄斑开始退化时出现浓度的明显下降。

许多类胡萝卜素都具有抗氧化性质。你的身体，包括你的眼睛，利用抗氧化剂来对抗血液中的不稳定分子——自由基。

正常情况下，自由基在体内发挥着许多有用的功能，但过多的自由基会通过一种被称为"氧化"的过程，造成正常细胞的损害。对于眼部疾病如黄斑变性、青光眼和白内障，以及心血管疾病和癌症等，氧化反应被认为在其发展中起到了一定作用。

叶黄素和玉米黄素

越来越多的证据表明，叶黄素和玉米黄素可能在预防并减少白内障及年龄相关性黄斑变性方面发挥重要作用。这两种类胡萝卜素高度富集在黄斑区域，似乎能够过滤掉阳光中的有害辐射。这两种物质也具有很强的抗氧化特性。

叶黄素和玉米黄素在深绿色叶菜类蔬菜和草药中含量很高，这些植物包括菠菜、无头甘蓝、羽衣甘蓝、芥菜、瑞士甜菜、豆瓣菜和欧芹。在橘红色甜椒和蛋黄中也能找到这些类胡萝卜素。

其他抗氧化剂

其他抗氧化剂对眼睛健康的益处不如叶黄素和玉米黄素那样明确。针对其他营养素对眼睛健康的影响，相关的研究结果并不一致，这些营养素包括β-胡萝卜素、维生素C、番茄红素（在西红柿中发现）和隐黄素（在牛油果和杧果中发现）。为了明确这些维生素和类胡萝卜素与预防眼睛相关疾病之间的关系，需要进行更多的研究。

不过，在饮食中加入各种各样的水果和蔬菜总是对眼睛健康有益的。可以尝试

如何摄入抗氧化剂

多种新鲜食物能够提供眼睛健康所需的抗氧化剂。

维生素E。植物油和许多由植物油制成的产品都是很好的维生素E来源。小麦胚芽、坚果和牛油果中的维生素E含量也相对较高。

维生素C。富含维生素C的食物包括绿色和红色的灯笼椒、羽衣甘蓝、西蓝花、菠菜、西红柿、土豆、草莓与其他浆果、橘子、葡萄和其他柑橘类水果。

类胡萝卜素。深黄色、深绿色和红色的蔬果富含类胡萝卜素，这些食物包括胡萝卜、南瓜、红薯、西蓝花、灯笼椒、西红柿、木瓜、哈密瓜、杧果、杏和西瓜。β胡萝卜素是最著名的类胡萝卜素，但并不是唯一的一个。叶黄素和玉米黄素存在于深绿色叶菜中，包括菠菜、无头甘蓝、羽衣甘蓝、芥菜、瑞士甜菜、水芹和欧芹。红灯笼椒和长叶莴苣中这两种类胡萝卜素的含量则相对较少。

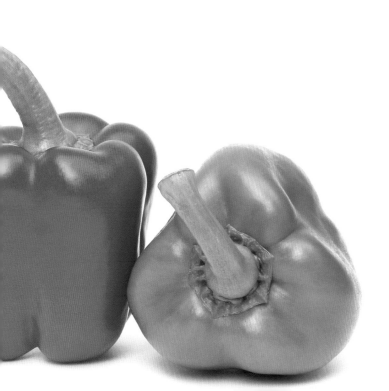

每天至少吃五份水果和蔬菜。

蔬果的选择当然是种类越多越好。颜色最鲜艳的那些水果和蔬菜——黄色、橙色、红色和深绿色——富含眼睛中所需含量最高的那些营养素。但这并不意味着你应当只吃这些蔬果。大多数新鲜农产品对你的健康都是有益的。

鱼

在健康的视网膜中，存在高浓度的 ω–3 脂肪酸。研究表明，包含较多鱼类和 ω–3 脂肪酸的饮食可能会降低进展期黄斑变性的风险。多种鱼类中都含有 ω–3 脂肪酸，如鲑鱼、金枪鱼和大比目鱼。

补充剂和维生素

如果膳食均衡，你的眼睛应当能够得到它们需要的所有营养素。每日可服用维生素和矿物质补充剂，但补充剂不能替代各种健康食品。

迄今为止，研究表明维生素和矿物质的某些组合可能会减缓眼睛疾病的进展，但似乎没有预防效果。如果每日服用补充剂，除非医生另有建议，否则建议不要超过每种物质的每日推荐量。

复合维生素。观察性研究显示，复合维生素可能会降低白内障的风险，但这些结果尚未被临床试验证实。结果中所降低的风险完全有可能是服用维生素的人采取的其他行为所产生的。

锌。锌是体内最常见的微量元素之一，主要集中在视网膜内。虽然锌在眼睛中的作用尚不清楚，但一些科学家推测，锌缺乏可能在黄斑变性中起到一定作用。

健康的饮食通常能够提供足量的锌，研究人员正在研究锌补剂的长期效应。高剂量锌是有危害的，因为它可能会减少血液对铜或铁的吸收。但是，服用锌补剂或许可以阻止黄斑变性向进展期进展。

长远观点

保持良好视力与减少眼病风险不是一蹴而就的。可能需要几年的时间才能出现明显的效果。然而，本章所讨论的健康习惯——例如多吃蔬菜和水果、戒烟和减轻眼疲劳，对于改善整体健康状况和生活质量都有很大帮助。所以，你还在等什么？开始吧！

一些成功的补充剂

2001年，由美国眼科研究所资助的"年龄相关性眼病研究"的研究人员，给出了有关通过饮食来保护视力的激动人心的结果。该研究纳入处于不同阶段的干性黄斑变性患者。其中一部分受试者每天服用高剂量维生素和矿物质补充剂，包括维生素A（β-胡萝卜素）、维生素C、维生素E、锌和铜，而另一部分患者则服用无药物活性的药片（安慰剂）。经过五年的密切随访，最终对两组患者的结果进行比较。

补剂组的进展期年龄相关性黄斑变性风险约降低25%，其由于黄斑变性而致盲的风险也降低了19%。不过，只有交界期及进展期黄斑变性的患者能从中获益，而未患年龄相关性黄斑变性或仍处于疾病早期阶段的年龄相关性黄斑变性患者中未见此效果。与预期相一致的，补剂没有显著的预防白内障的效果。

2006年，同一研究小组开始了第二项名为"年龄相关性眼病研究2"的研究，希望从中获得优化补剂配方的方案。研究人员在补剂中加入了ω-3脂肪酸、叶黄素和玉米黄素，去掉β-胡萝卜素，并降低了锌的剂量。研究结果与之前相似。

年龄相关性眼病研究和年龄相关性眼病研究2采用的补剂可在当地药店买到，商品名为PreserVision。如果你患有单眼或双眼的中期年龄相关性黄斑变性，或单眼患有进展期年龄相关性黄斑变性，可以考虑服用此种补剂。当前，几乎没有证据表明年龄相关性眼病研究制剂可以预防黄斑变性的发生，尤其对于那些具有该疾病家族史的患者。这些补剂仅被证明对预防交界期或进展期黄斑变性继续进展至更严重阶段有所帮助。

第八章

矫正视力

如果你具有提高视力的需求，那么你不是在孤军奋战。超过1.5亿美国人——几乎占总人口的一半——都需要佩戴某种形式的矫正镜片以帮助他们看得更加清晰。对于每天进行的各种日常任务而言，具有良好的视力是至关重要的，这些任务包括驾驶、阅读、行走、操作工具和设备等。

幸运的是，对大多数人而言提高视力十分容易。多数常见视力问题可通过眼镜和隐形眼镜进行矫正，如近视、远视和散光。难以看清近距离物体的症状（即老花眼）常伴随年龄增长出现，此种情况也可以用眼镜或隐形眼镜进行有效矫正。眼镜的选择多种多样，能够满足各种风格需求，你可以根据自己的生活方式和审美来进行选择。

如果你不想佩戴眼镜或隐形眼镜，可以选择使用这种流行且有效的矫正方式——屈光手术。LASIK手术是普及度最高的屈光手术，但也有其他手术方法可以选择，具体应视你的视力需求而定。

无论你决定采取哪种方法，由眼科医生对你的视觉进行全面评估都是非常重要的。每个人的眼睛都不尽相同，最好的矫正措施是满足你特定需求的那些方式。在决定矫正方式时，你和你的眼科医生也应考虑到个人偏好。了解各种选择之间的主要区别将有助于选择最适于你的生活方式的视力矫正方法。

常见视力问题

视物的过程是十分复杂的，其中包含许多复杂的相互作用，这一过程有时会出现错误。最常见的视力损伤通常是由角膜或晶状体的聚焦问题，或是眼睛形状异常造成的。这些问题几乎都可以通过佩戴眼镜、隐形眼镜或手术来调整角膜的曲度，从而达到矫正效果。

当角膜和晶状体将光线精确地聚焦在视网膜上时，你可以清晰地看到物体。然而，如果角膜和晶状体的聚焦能力与眼睛的长度或形状不完全匹配，视物最清晰的焦点将会落在视网膜之前或之后。发生这种情况时，你看到的图像就会变得模糊不清。

近视

如果你是近视眼，你可以清楚地看到近处的物体，但距离较远的物体则会变得模糊不清。当眼睛的前后距离比正常值略长时，通常会发生近视，因为这种情况会导致光线聚焦在视网膜前方，而不是视网膜上。

即便在眼球前后距离正常的情况下，如果角膜或晶状体曲度过大，也会因光线被聚焦在视网膜前而出现近视。

近视通常在儿童阶段被发现。其症状与体征包括：

· 一直眯着眼睛。

· 坐在离电视或电影屏幕非常近的地方观看。

· 阅读时书本离面部距离非常近。

· 似乎注意不到远处的物体或发生的事情。

近视在男孩和女孩中的发生率相当，并有遗传倾向。在早期，由于视力变化，可能需要每年更换一次以上的新矫正镜片，但视力随后会慢慢趋于稳定。

远视

如果你是远视眼，你可以清楚地看到远处的物体，但却无法看清近处的物体。通常，远视者的眼睛前后距离要短于正常值，所以最清晰的焦点会落在视网膜的后方。远视也可能是由于角膜或晶状体过平，从而削弱了屈光能力造成的。

远视通常在出生时即出现，并且往往是遗传性的。大多数年轻人并不知道他们有远视，这是由于他们的晶状体弹性很好，能够掩盖远视的存在。随着年龄的增长，晶状体弹性逐渐变差，无法进行充分调节。最终，多数有远视的人都需要佩戴

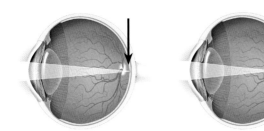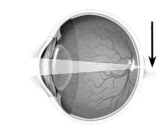

图8-1 常见视力问题 正常视力时（左图），箭头所指的焦点刚好落在视网膜上，此时所看到的画面是十分清晰的。近视时（中图），箭头所指的焦点落在视网膜前方，此时远处物体会变得模糊。远视时（右图），箭头所指的焦点落在视网膜后方，此时近处物体会变得模糊

矫正镜片来辅助其近视的功能。

远视的症状与体征包括：

· 近处的物体模糊不清。

· 需要眯着眼睛才能看清。

· 眼睛疲劳，包括眼烧灼感、眼周围疼痛，少数情况会出现头痛。

· 长时间阅读后出现眼睛和眉毛的不适感。

散光

散光源于角膜或晶状体曲度的轻微异常，导致无论在何种距离下都会出现视物模糊。在正常的眼睛中，角膜或晶状体的表面弧度在各个方向上都是均一而光滑

角膜或晶状体的表面是不
均匀弯曲的（椭圆形、平
缓或陡峭）

图像无法聚焦至同一点，
造成图像扭曲、模糊

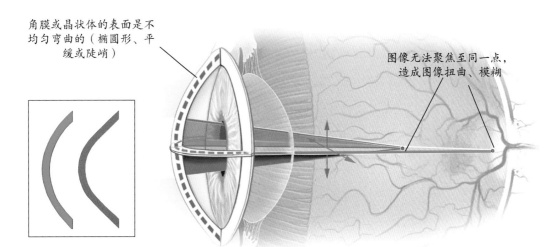

的。这意味着，比如当你注视着篮球时，球呈现出的是圆形或球形。

有时，角膜或晶状体在某些方向上的表面曲率与其他方向上的表面曲率存在差异。这会导致视力问题。在曲度相对较大的方向上，光线的焦点更靠近前方。而在曲度较小的方向上（即更加平坦的地方），光线的焦点则更加靠后。散光造成了多个焦点共存，从而出现视物模糊的症状。

在多数情况下，散光在幼儿时期便已出现，而在发生创伤或疾病后继续发展。它常常与近视或远视同时出现。通常，散光的严重程度在人的一生中不会发生变化。

散光是一种常见现象，可以通过眼镜或隐形眼镜加以矫正。镜片可以同时矫正近视和远视。屈光手术也是一种矫正的选择。

老视

虽然"老视"这一术语对你来说可能并不熟悉，但这种情况是十分常见的。它指的是你的眼睛会逐渐丧失注视近处物体的能力。这是老化的自然环节。大约在40岁之后，你可能会注意到，那些放在你习惯的阅读距离的物品，竟然变得越来越难以看清。你必须把阅读物拿得更远一些，甚至是一臂远的距离，来看清上面的文字。

当你年轻的时候，由于眼睛里的晶状体的弹性很好，焦点的可变度很大。当你在做近距离工作的时候，它们能够自然地增厚，以将光线直接聚焦在视网膜上。随着年龄的增长，晶状体的弹性逐渐变差，使近处的物体更难对焦。在你进行了长时间阅读或打字后，可能会出现眼睛疲劳或头痛的表现。

你可以使用眼镜或隐形眼镜矫正老花眼，这些眼镜既可以通过医生配制，也可以是市面上出售的那些不需处方的眼镜。老花眼会随年龄增长而逐渐恶化，到大约65岁时，晶状体的弹性基本完全消失，因而不再具有调节焦点的能力。此时，镜片的度数可能就不需要再做调整了。

矫正镜片

矫正镜片——无论是眼镜、隐形眼镜还是其他类型的镜片——都有助于解决由近视、远视、散光和老花眼引起的屈光不正的问题。它们可以根据你的视力需求定制，既可以佩戴在眼外，也可以佩戴在眼内，以纠正因眼睛形状或角膜与晶状体曲度带来的问题。

可以将矫正镜片看作一组融合在一起的棱镜。对于棱镜的原理，你需要知道的是：通过棱镜的光线总是向棱镜最厚的部分弯曲（折射）。

凹透镜最厚的部分在其边缘，使光线向外侧折射。在处方上，凹透镜用"减号"表示。这类镜片能够使焦点向远处移动，使其落在视网膜上，从而达到矫正近视的目的。凸透镜用"加号"表示，它最厚的部分在中央，从而能够使光线向内折射。这类镜片可以用来矫正远视。

经过常规眼科检查开出的处方中，包括"屈光力"一项，可以用于指导视力的矫正。这一数值越大，所需要相应的镜片的矫正能力就越强。这一数字同时决定了镜片的形状和厚度。越强的矫正能力需要使用越厚的镜片来实现。

眼镜

你可以从许多途径购买到优质的眼镜：小型眼镜店、百货商店、折扣中心、全

色觉异常

大多数被俗称为"色盲"的人，其实并不是真正的色盲。真正的色盲只能看到黑白的物体。而这些所谓的"色盲"，实际上只是无法区分某些颜色。多数色觉异常的患者无法分辨红色和绿色。

虽然一些眼科疾病和某些药物也可能导致色觉异常，但多数色觉异常都是遗传性的。色觉异常的原因是视锥细胞中的化学物质缺陷，分为轻度、中度和重度。

国眼镜连锁店或互联网上。当你需要从各种样式的镜架和镜片设计中选择一副满足需求的眼镜时，有诸多方面需要加以考虑。

镜片材质

眼镜镜片可由塑料或玻璃制成。多数情况下，你的视力可以通过任一类型的镜片进行矫正。因而，材料的选择通常基于安全性和生活方式的考量。多数眼镜佩戴者选择塑料镜片，因为塑料镜片比同等玻璃镜片更加轻巧，但玻璃也有其优势。

塑料。塑料镜片比玻璃镜片重量更轻，且抗冲击性更强。它们也更容易被着色。虽然塑料镜片比玻璃镜片更容易被刮伤，但塑料镜片通常涂有防刮涂层。对于中高度近视，高折射塑料是一种适宜且轻便的选择。硬树脂较高折射塑料稍厚一些，但相对便宜很多。聚碳酸酯是目前硬度最高的塑料，因而是喜爱运动的儿童及安全眼镜的首选材料。

玻璃。尽管玻璃镜片比塑料镜片更耐刮擦，但玻璃的重量几乎是塑料的两倍。对于很多人来说，特别是对于大镜架眼镜，玻璃镜片的重量是其缺陷所在。容易破碎是玻璃的另一个缺点。但是，玻璃镜片所能提供的视野可能是最清晰的。

镜片涂层

刮伤保护。塑料镜片通常加用透明涂层使其更耐刮擦。镜片的两面最好均进行处理，因为在清洁镜片时很容易划伤内表面。防刮伤材料的价钱通常包含在标价中，但也可能需要额外支付。

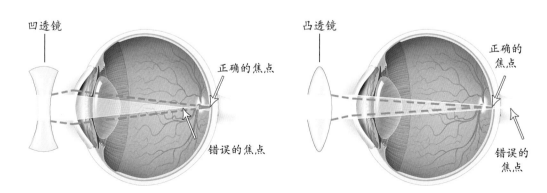

图8-2　凹透镜（左图）用于矫正近视。绿色虚线展示了矫正镜片如何将不正确的焦点重新聚焦在视网膜上。凸透镜（右图）用于矫正远视。绿色虚线展示了矫正镜片如何将不正确的焦点重新聚焦在视网膜上。凸透镜通常用于阅读用眼镜

你的镜片处方单

经典的矫正镜片处方中包含一些固定的习惯用语和术语。如果你不知道处方上的数字代表了什么，你可能在阅读处方时会觉得有些困惑。下图展示了一位同时患近视和散光的患者的处方。

	球镜	柱镜	轴
OD	−2.75	2.25	90
OS	−1.75	2.00	90

增加+1.50

OD（oculus dexter）：指右眼，有时写作RE。

OS（oculus sinister）：指左眼，有时写作LE。

球镜：指需要矫正的近视或远视的屈光度。"减号"代表凹透镜，用于矫正近视。"加号"代表凸透镜，用于矫正远视。

柱镜：指需要矫正的散光的屈光度。如果你没有散光，或是仅有不需要矫正的轻度散光，这一栏便是空白的。

轴：指镜片散光矫正的方向，用"与水平线的夹角方向"表示。这一栏可以是1°至180°之间的任一数值，90°代表正上方或正下方（垂直方向）。

增加+1.50：处方最下方的这一数值表示镜片需要增加的额外的屈光度矫正数值。以本患者为例，"+1.50"是为了进行近距离工作，而需要额外增加的双焦透镜屈光度。

"球镜"及"柱镜"栏中的数字表示屈光能力的单位数，即"屈光度"。

紫外线防护。紫外线可能是年龄相关眼疾的病因，这些疾病包括白内障、黄斑变性等。高折射塑料镜片和聚碳酸酯塑料镜片通常具有紫外线防护功能，因而不要听信各种说辞，避免为已经具有的紫外线防护功能支付额外费用。

防反光涂层。反光和眩光会带来很多麻烦，尤其当镜片度数很高时，高折射率会增加眩光的产生。防反光涂层可减少镜片的光线反射量，并提高视物效果。同时，它还有助于保持镜片清洁，使他人能够更好地透过镜片看到你的眼睛。

防雾涂层。防雾涂层是一项新兴技术。当你从寒冷的户外走进温暖的室内，镜片便会起雾，对这种情况你可能已经再熟悉不过了。研究人员正在寻找这个问题的解决办法，但目前该技术仍然是探索性的。

镜片处理

光敏处理。光敏材料制成的眼镜通常被称为可变色眼镜，此类眼镜经过化学处理，能够在不同光照强度下自然调整镜片颜色。在阳光直射下，镜片颜色将变得较深，而在昏暗的房间里，镜片则变得透明。紫外线照射是光敏镜片变色的原理，因而当你坐在汽车内时，由于挡风玻璃吸收了紫外线，所以镜片不会变色。因而你可能需要在车内备一副太阳镜。

着色处理。与可变色镜片不同，着色镜片在所有亮度下，颜色都保持不变。如果你对光线特别敏感，或只是单纯想装扮得时尚一些，那么可以选择着色镜片。几乎可以找到任何需要的颜色。太阳镜通常是灰色或棕色的。有些人认为黄色镜片可以提高对比度，使物体细节呈现得更加清晰。

镜架

当你打算配一副新的眼镜时，你可能首先从选购镜架入手。但如果你想节约时间、减少无谓的凭空想象，可以考虑从视力需求入手。对于特定的视力检查结果，采用某些镜架会收获更好的效果。例如，散光时，可以选择具有圆形边框的小尺寸镜架，因为这类镜架能够减少视线外的镜片面积，从而减少画面扭曲的出现。如果你在购买镜架时提供视力检查结果，有经验的配镜师可以帮助你缩小选择范围。

尺寸。眼镜的尺寸对于你的视力和整体外貌而言都很重要。一些眼科医生认为，镜架应覆盖20%至30%的脸部面积，镜架的上缘应紧贴眉毛。如果镜架太大，镜片会透过头顶灯光产生的眩光，造成画面扭曲。如果镜架太小，你的视野可能会受到限制。如果眼镜度数较高，所需镜片的厚度就相应较大，小巧的镜架可帮助减少眼镜的总重量。

材料。镜架的制作材料包括不同等级的金属和塑料。多数情况下，你所购买到的镜架是和它的价格相匹配的。如果你购买的是最便宜的金属或塑料镜架，它的材料质量可能就会相对普通——不过这其实完全取决于你的需求和生活方式，或许这样一副镜架已经足够了。细金属镜架通常是最轻的，但塑料镜架通常更耐用，并且可以更好地支撑较厚的镜片。

最便宜的金属镜架由包括镍在内的金属混合物制成。一些镜架可能因与汗液和身体油脂接触而受到腐蚀。由钛和炭石墨制成的金属镜框更昂贵一些，但是特别耐用。铍是一种钛的低成本替代品，它同样具有较轻的质量及较好的变形能力，并且同样耐腐蚀。"Flexon"是一种钛基合金，它具有"形状记忆"的功能。在你弯折、扭曲这类镜框后，它能够反弹恢复原有形状。

塑料镜架的质量参差不齐。丙酸酯塑料制成的镜框通常比较便宜。"醋酸纤维素（Zyl）"塑料更加时尚、颜色更丰富，但质地通常较脆。"凯芙拉（Kevlar）"塑料与军用头盔中的强力纤维是同一种材料，非常耐用。而另一种由树脂制作而成的"环氧树脂（Optyl）"镜框甚至可以缠在手上，而后迅速恢复原形。

贴合度。如果眼镜与面部贴合度较高，它会带给你舒适与安全感，而不会摩擦耳朵或刺激鼻梁。如果镜架让你觉得不适，你可以调整铰链、鼻架或镜腿。你也可以调整眼镜的倾斜度，或者将眼镜调整到更接近面部的位置。

鼻子承受着一半的眼镜重量，所以鼻架是决定眼镜是否舒适的因素之一。如果眼镜重量较大，可选择鞍状鼻架。它是一块模制的塑料，像马鞍一样架在鼻梁上，使重量均匀分布。最常见的鼻架采用可调节的鼻垫，抵在鼻子两侧。软硅胶材料的

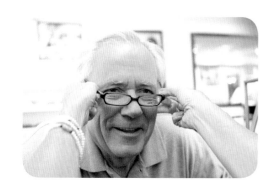
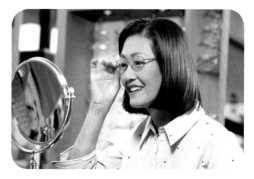

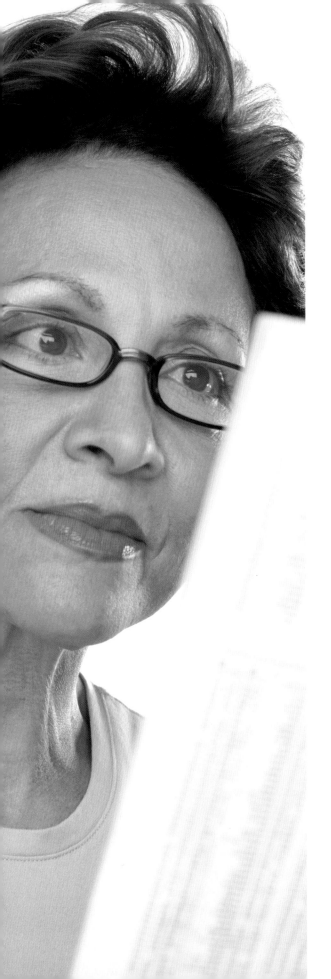

鼻垫可防止镜框滑动。

镜腿应紧密环贴在耳朵上，不要太厚，以防影响视力。标准铰链的开合距离是固定的，而弹簧铰链则与之不同，因而能将眼镜紧紧地固定在头上。同时，由于弹簧的存在，镜腿间的距离可以被拉宽，因而也能轻松地将镜架拿下来。

适应新眼镜可能需要几天的时间。在此期间，你可能会出现眼部疼痛，但应当仍在可耐受的范围内。如果由于疼痛太过明显而影响眼镜的佩戴，或者疼痛持续2~3周以上，请向眼科医生咨询。调整一下镜框可能会有所帮助，同时也要确保配镜处方单是正确的。无论是否出现不适，都应每年检查眼镜的尺寸。无论眼镜多么坚固耐用，或你在使用时多么小心，眼镜都很容易出现形变。

多焦镜片

有些人使用的是单焦镜片，这意味着他们的眼镜只能矫正一种形式的视力缺陷：近视、远视或散光。而另一些人使用的是多焦镜片，这种镜片将两种或多种焦点的聚焦能力融合到同一个镜片中，当佩戴者的视线通过镜片的不同部分时，可以实现焦点间的转换。当你步入40岁的门槛，你可能需要在如下几种多焦镜片中选择：

双焦式镜片。正如其名称所显示的那样，双焦式镜片在同一个镜片中融合了两个焦点的聚光能力。眼镜的上半部分用于远景，而下半部分用于近景，比如阅读。

三焦式镜片。三焦式镜片在远距离焦点和阅读所需的焦点之间增加了一个过渡焦点。附加的焦点能够帮助你清晰地看到大约60～120厘米远的物体，例如计算机显示屏，或杂货店货架上的物品。

连续式镜片。与三焦式镜片不同的是，连续式镜片中，不同聚焦能力的部分间没有明确的分割线。相反，当你的视线从上到下移动时，焦点会平稳变化。有些人曾报道当视线通过镜片两侧和底部边缘时，会偏离焦点，从而出现视线模糊。不过，更新一代的镜片可能会改善此类失真的情况。

可能需要一些练习才能适应通过多焦镜片来调整视力的操作。首先需要确保镜框与你的头部是贴合的。上下倾斜你的头部，双眼的视线应当能够十分准确地同时在不同屈光能力的镜片部分间平稳转换。

非处方老花镜

当超过40岁时，你可能会发现你需要且仅需要在阅读时配戴眼镜。在药店和折扣商店中通常可以买到不同度数的非处方眼镜。如果你本身正在佩戴用于矫正远距离视力的隐形眼镜，老花镜也能起到作用。

如果眼科医生已经告诉你所需要矫正的阅读视力的具体度数，请直接选择具有相应屈光度的镜片。其他情况下，可以将印刷材料放在你习惯的阅读距离（一般距离眼睛35～45厘米），然后不断尝试具有不同聚焦能力的镜片。当你找到一副可以让你舒适地进行阅读的眼镜时，它的屈光度可能是最合适的。

以下表格提供了各个年龄段通常需要的镜片屈光度：

年龄	屈光度
40～42岁	+1.00
43～46岁	+1.25
47～50岁	+1.75
51～54岁	+2.00
55～60岁	+2.25
61岁及以上	+2.50及以上

请记住，如果你两只眼睛所需的镜片屈光度不同，就需要去专门配一副处方眼镜。不过，无论你使用的是处方还是非处方眼镜，当出现任何视力改变时，都应

去找眼科医生进行检查。

隐形眼镜

有时，你可能觉得戴眼镜十分麻烦。眼镜会从鼻梁上滑下来，运动时会变脏，雨天时会变模糊，从寒冷的室外进入屋内时会起雾，你总是需要注意让两侧的眼镜保持一致。同时，你也会一直担心突如其来的事故可能会让眼镜"变成一件抽象作品"。

隐形眼镜是眼镜的绝佳替代。隐形眼镜是一种薄而透明的塑料片，可以覆盖在角膜表面的泪膜外。多数因感兴趣而尝试佩戴隐形眼镜的人，最终都会选择持续使用它们。

软性隐形眼镜

软性隐形眼镜是在美国乃至全球最流行的隐形眼镜。软性隐形眼镜可用于矫正各种视力问题，包括：

· 近视。

· 远视。

· 散光。

· 逐渐出现的年龄相关的近视力退化（老视）。

软性隐形眼镜采用柔软的塑料制成，并能够贴合眼球的形状。这类眼镜佩戴起来十分舒适，并且能很好地保持位置，所以如果你打算参加某项运动，或者进行某些活动，软性隐形眼镜是一个不错的选择。

软性隐形眼镜有多种类型，包括：

· 日戴型。日戴型镜片通常是软性隐形眼镜中最便宜的一种。你在白天佩戴镜片，每天晚上取下镜片进行清洁和消毒。每一副眼镜可以使用的天数取决于不同的制造商。

· 长戴型。佩戴此类眼镜时，你可以连续几天在睡觉时也不将其取下。不过每周必须至少取下一次进行清洁和消毒。不过，即使镜片已被批准用于长时间佩戴，仍建议谨慎在睡觉时佩戴，因为这种做法增加了眼部感染的风险。

· 一次性。一次性镜片通常是软性隐形眼镜中最昂贵的一种。你在白天佩戴镜片，在晚上将其取下，而不需要清洗或消毒镜片。你可以在推荐的时间范围内使用它们——例如日抛、周抛或月抛——用过后将其丢弃。如果你仅仅是偶尔佩戴隐形眼镜，或是无法忍受镜片消毒液，或是追求方便，你可能会考虑使用一次性镜片。

硬性隐形眼镜

如今的硬质镜片与以往的硬质镜片不同，制作工艺使氧气能够透过镜片所采用的硬质塑料（透气性镜片），这对眼睛的健康和舒适度大有好处。刚性透气性镜片，也有人将其称作硬性隐形眼镜，能够提供清晰、对比度强的视觉效果，同时能够矫正多数视力问题。如果你已经尝试过软性隐形眼镜，但对其效果不满意，这种眼镜可能会吸引到你。

透气性镜片通常比软性隐形眼镜的透气性更好，从而降低了眼睛感染的风险。镜片是高度的个性化定制的，从而可能成为那些角膜形状不规则或表面不均匀者的更好选择，除此之外，这类人可能无法佩戴其他种类的隐形眼镜。

另一方面，透气性镜片相当坚硬，佩戴之初可能会很难习惯。你的眼睛可能需要长达一周的时间才能适应它们。与软性隐形眼镜相比，它们更容易偏离位置，这可能会导致不适感与视物模糊。

大多数刚性透气性镜片必须在夜间进行清洁和消毒。如果眼睛的矫正需求没有变化，同时你的镜片使用过程十分小心，同一副镜片的使用时间可以长达两到三年。

特殊类型隐形眼镜

根据你的视力需求，你可能会考虑使用特殊类型的隐形眼镜，例如：

混合型隐形眼镜。混合型隐形眼镜具有坚硬而透气的镜片中心，外周由柔软的镜片环绕。如果你的角膜曲率不规则（圆锥角膜），或是在佩戴常规透气性镜片时遇到困难，混合型隐形眼镜可能是一种选择。

多焦隐形眼镜。此类镜片有软硬两种类型，可以矫正近视、远视和散光以及合并老花眼等视力问题。较新类型的双焦隐形眼镜通过镜片的周边部分提供远距矫正，通过镜片的中心部分进行近距矫正，或者刚好相反——通过镜片中心部分进行远距矫正，并通过镜片的周边部分进行近距矫正。

在试戴这些镜片时，你可以感受哪一种类型能为你提供满意的视力效果。使用这些镜片的早期效果通常很好。

有色隐形眼镜。一些隐形眼镜是有色的，这既可以是出于美容目的，也可以是

老视的单眼视矫正治疗

针对年龄相关的近视视力丧失（即老花眼），单眼视矫正是治疗选择之一。通过佩戴单眼视隐形眼镜，主视眼的远视力及非主视眼的近视力可以被分别调整（如果主视眼的远视力正常，可以不佩戴隐形眼镜）。你的主视眼通常是使用相机时用于瞄准观察的那只眼睛。

改良的单眼视方案是在非主视眼中佩戴双焦点隐形眼镜，同时在主视眼中佩戴用于调整远视力的隐形眼镜。如此，你可以用两只眼睛观察远处物体，用一只眼睛来阅读。你的大脑能够判断应使用哪一只眼睛——这取决于你是在观察近处事物还是远处事物——所以你不必有意识地选择使用某只眼睛。

如果你正在考虑进行LASIK手术，单眼视也是一种可以考虑的矫正视力的方法。例如，如果你的年龄在40岁以上，并且计划使用LASIK手术纠正近视，手术医生可能会为你提供一种新的方案：矫正一只眼睛的远视力和另一只眼睛的阅读视力。然而，并非每个人都能够适应或接受单眼视矫正，因此在选择永久手术之前接受隐形眼镜试验是明智之举。

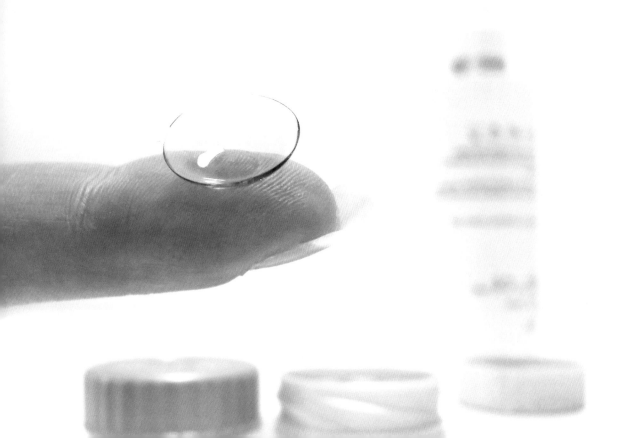

出于治疗目的。例如，它们可以用来提高你的颜色感知能力，或帮助弥补色盲的缺陷。尽管如此，应避免使用装饰性隐形眼镜。这些镜片可能会损伤你的眼睛并导致严重的眼部感染。

避免眼部感染

佩戴任何类型的隐形眼镜都会增加角膜感染的风险，这是因为隐形眼镜会降低接触角膜表面的氧气量。不过，眼部感染并非不可避免。

为防止感染发生，请谨慎遵守眼科医生所给出的有关护理及使用隐形眼镜的建议。除此之外，你应当：

养成良好的卫生习惯。在处理隐形眼镜之前，请彻底清洁、冲洗并彻底擦干双手。

睡前取下隐形眼镜。这种做法也适用于长戴型的隐形眼镜。虽然长戴型隐形眼镜能够佩戴过夜，但持续佩戴会显著增加发生眼部感染的风险。

尽量减少与水的接触。在洗澡、游泳或进行热水盆浴之前，请取下隐形眼镜。

不要用唾液湿润镜片。请忍住将隐形眼镜放在嘴里进行湿润的冲动。

小心使用隐形眼镜护理液。仅可使用所佩戴类型专用的无菌市售护理液——不要使用清水或自制生理盐水。每次消毒镜片时，请将隐形眼镜盒中的护理液丢弃，而不要在使用过的护理液中倒入新鲜的护理液。请同时用新鲜护理液冲洗眼镜盒，而不应用水冲洗。而后，让外壳风干。

擦拭和冲洗镜片。即使你使用的是无须揉擦的护理液，也请在每次清洁的时候轻轻擦拭镜片。

关注护理液的保质期。请勿使用超过保质期的护理液。

按照建议更换隐形眼镜和眼镜盒。请按照眼镜制造商的指导意见更换隐形眼镜，并每隔三到六个月更换一次隐形眼镜盒。

即便护理镜片的方法正确，佩戴者也会出现干眼症的问题。如果你的眼睛出现发痒或发红的表现，请摘下隐形眼镜，并使用润滑眼药水以缓解不适。

如果你出现视物模糊、眼部疼痛、对光线敏感或其他问题，请摘下隐形眼镜并咨询眼科医生，以便及时治疗。

镜片的内外面反了?

软质隐形眼镜有时会在你处理它们的时候翻转过来,如果你反着将它们戴入眼中,将会出现眼睛刺激症状及流泪。事实上,如果在你戴上镜片的时候出现眼睛疼痛的症状,原因很可能就是镜片反了。

有两种方法可以在戴上隐形眼镜前判断镜片是否翻转。你可以将镜片放在手指尖,然后仔细观察镜片边缘。如果边缘直指向上,就像碗的边缘一样,那么镜片的方向是正确的。如果镜片边缘呈喇叭口形外展,镜片就很有可能反了。

第二种方法是将镜片放在掌心内的掌纹上,然后轻微弯曲手掌。如果镜片边缘很自然地对折,就像在制作墨西哥煎饼时那样,镜片的方向就是正确的。如果镜片开始向后对折、远离手心,镜片的方向就是反的。

屈光手术

如果你不想再为了拥有好的视力而忍受将镜片放在眼前的感觉,那么你可能正是考虑屈光手术的百万大军中的一员,这一手术正逐渐风靡起来。屈光手术通过纠正角膜曲率来改善视力,这类方法可以用来解决许多常见的视力问题,例如远视、近视和散光。不过,这种手术对老花眼(即通常于40岁后出现的阅读视力下降)没有什么帮助。

屈光手术的普及在很大程度上归因于其有效性——这种手术确实可以让许多人抛开眼镜或隐形眼镜的束缚。对于工作环境有许多灰尘同时又在佩戴隐形眼镜的人群,或是需要在寒冷天气频繁进出房间、正在受到镜片起雾困扰的人群,这类手术具有特别的吸引力。在游泳或滑水时,眼镜与隐形眼镜可能并不实用,甚至完全无法佩戴。

然而,屈光手术并不总是矫正视力的最佳选择。手术可能出现严重的并发症,后文列举了部分并发症。

屈光手术分为几种不同类型。其中，LASIK手术是最常见的类型，其全称是"准分子激光原位角膜磨镶术"。其他类型的屈光手术（包括PRK和LASEK手术）所采用的技术类似LASIK，但稍有不同，这些手术可能更适用于某些特定情况。

基于多年的应用经验和技术上的许多重要进展，LASIK手术的效果不断改善。但是，与手术相关的并发症风险始终存在，同时，这一手术有时并不在保险的覆盖范围内。在预约接受LASIK手术前，请咨询你的眼科医生，以了解手术过程以及手术的风险和获益。

LASIK术前准备

为了让眼睛能够准确地聚焦光线，必须将角膜形状、晶状体状态和眼球长度这三个因素进行精确的平衡和协调。角膜和晶状体将从正面进入眼睛的所有光线精确折射到焦点上。

在正常形状的眼睛中，该焦点应当直接在视网膜上产生清晰的图像。而在近视或远视的情况下，角膜和晶状体的聚焦能力即便加在一起，也只能将焦点落在视网膜的前面或后面。

LASIK眼科手术通过改变角膜曲率来改善各种视力异常。它能使焦点更准确地落在视网膜上。

理想的手术结果有赖于在接受LASIK手术或同类手术之前对眼睛的谨慎评估。眼科医生可以判断你是否适合进行手术。

与许多影响视力的眼睛疾病不同，屈光不正本身并不是会不断加重的疾病，它随着时间的推移甚至可能有所改善。一些医生并不认可LASIK等相对侵入性的眼科手术治疗作为纠正近视或远视的方法。他们的理论是：你的眼睛其实大体上是健康的，因而视力可以通过风险较小的措施来改善，例如佩戴眼镜或隐形眼镜。

为了评估你是否能够接受LASIK手术，眼科医生将会进行详细的病史及手术史的采集，并进行全面的眼科检查。通过眼科检查，医生将评估你的视力水平，并寻找眼部感染、炎症、干眼症、大瞳孔、高眼压或其他眼部疾病的征象。

眼科医生还将评估可以通过重塑角膜的哪些部位来纠正视力问题。角膜地形图是一种影像学技术，就像地理中的地形图一样，它能够详细展示角膜表面的情况，包括角膜的形状、轮廓、厚度和任何不规则的部位。理论上讲，针对角膜的检查越详细，眼科医生就越能准确评估问题所在，并准确切除角膜组织。

如果你经常佩戴隐形眼镜，那么在到医院预约就诊前，你需要提前几周更换为全天佩戴的框镜。隐形眼镜可能会使角膜的形状发生轻微扭曲，这可能会导致角膜测量不准确，造成手术效果不佳。

在手术前几天，请停止使用眼霜或化眼妆。手术医生可能会指导你如何在手术前清洁睫毛，以清除睫毛上的碎屑，从而将感染风险降至最低。手术后，你还需要安排专人带你回

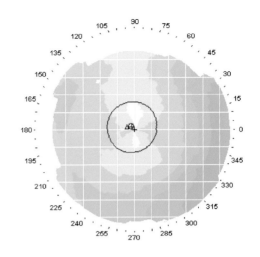

图8-3　角膜地形图　在进行LASIK术前准备时，手术医生会使用特殊的影像学仪器来准确测定角膜的形状与表面凹凸情况。成像结果将指导手术医生使用准分子激光对角膜进行重塑

家。这是因为你可能会受到手术前所用药物的影响，视力仍会比较模糊。

屈光手术通常被认为是一种择期手术——也就是说，出于对健康和生活的考虑，它并不是性命攸关的手术。因而，医疗保险和大多数保险公司不覆盖这一手术相关的支出。

LASIK手术过程

准分子激光原位角膜磨镶术（LASIK）使用准分子激光进行。这种激光是一种专门的设备，设备中已经设置好的程序会依照明确的流程，准确指导去除一定量的角膜组织。

准分子激光不会切割或灼伤组织。它发射出一种冷的（"非热能的"）能量束，能够控制从角膜表面去除的组织量，每次仅去除一个显微层。根据你的眼科检查结果和成像结果，手术程序将在术前仔细规划好。通常双眼的手术可以在同一天进行。

为了麻痹眼球，你会在手术前接受麻醉药滴眼，这有助于保证你不会在术中感到疼痛。医生也可能会用药物来帮助你放松。

LASIK手术通常持续不到30分钟。在手术过程中，你会躺在躺椅上。在滴入麻

醉药后，手术医生会使用专用工具将眼睑撑开。接着，医生会将一个吸环放在眼睛上，它可能会产生轻微的压力，你的视力可能会因此变得稍微模糊。

随着外科手术的进行，医生会要求你注视着一个光点。这个动作有助于在激光重塑角膜时保持眼睛位置的固定。

手术医生会使用一种称为"微型角膜刀"的精密刀片从角膜中央切割出一块圆形的角膜瓣。这个组织瓣仍然与角膜相连，大小和形状均与隐形眼镜类似。手术医生将组织瓣掀开，然后使用准分子激光器在组织瓣下方重塑角膜组织——每次仅去除一个显微层。

在激光去除角膜组织时，你可能会闻到明显的气味。有人形容这种味道闻起来像是烧焦头发的气味。在完成角膜的重塑后，组织瓣会被重新盖回原位，通常无须缝合就可以愈合。

在另一种被称为"无刀LASIK"的同类手术中，眼科医生使用一种被称为"飞秒激光"的仪器来切割角膜瓣，而不是使用刀片来手工切割。无刀LASIK的优点包括手术后即刻的疼痛感更轻微、视力更好，同时可能降低患干眼症的风险。然而，在术后三个月之后，这种手术与传统LASIK手术的结果便几乎没有区别了。

在LASIK手术刚刚完成时，你的眼睛可能会有烧灼感或瘙痒感，同时会有较多眼泪。你的视力可能仍是模糊的。术前给药的效果仍在持续。

手术后几小时内，医生可能会给你一些止痛药。在眼睛愈合前，你可能还需要在夜间戴上眼罩。

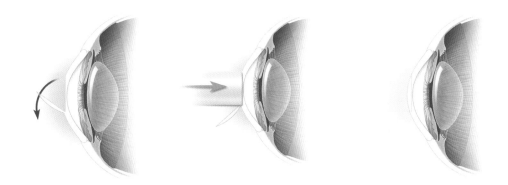

图8-4　LASIK手术　手术开始时，手术（或眼科）医生使用特殊刀片或激光在角膜外表面切割形成一块圆形的角膜瓣。角膜瓣会被向后反折，从而能够对更深层组织进行操作（左图）。接着，根据你的矫正需求，医生使用激光增加或减少暴露组织的弧度，以达到重塑目的（中图）。重塑完成后，角膜瓣复位，重塑后的组织将被角膜瓣覆盖，而后角膜可自行愈合（右图）

你在术后通常就能够用眼看，但可能不一定会立刻看得十分清晰。通常需要大约两到三个月的时间，你的眼睛才能痊愈，视力才会稳定下来。

一般而言，术后视力有很大机会达到20/25（相当于新国标4.9）甚至更好的水平。术后视力的改善效果部分取决于手术前的视力水平。

你可能需要在手术后一至两天内到医院复查，并在接下来的几个月内定期进行复查。

在术后几周后才能开始使用眼妆或在眼睛周围涂抹面霜。同时，也需要几周的时间才能恢复剧烈的身体接触性运动、游泳或使用热水盆浴。

不选择进行LASIK手术的理由

某些危险因素可能增加使用LASIK手术进行视力矫正的风险。如果你有以下情况，则不应接受这种手术：

存在可能会影响愈合能力的情况。某些对免疫系统造成影响的疾病可能会影响你在手术后的愈合能力。如果你患有类风湿性关节炎等自身免疫性疾病，或是人免疫缺陷病毒（HIV）感染等免疫缺陷疾病，那么你在术后出现不完全愈合、感染和其他并发症的风险会增加。服用免疫抑制药物也会使你不适合接受此手术。

患持续性干眼症。一些会导致干眼症的疾病，包括干燥综合征在内，可能造成愈合困难。

角膜表面极度不均匀或角膜形状异常。眼球深陷或薄角膜也可能使手术更加困难。

视力不稳定。如果你的视力存在波动或正在逐渐恶化，你可能无法进行LASIK手术。

怀孕或哺乳。这些情况可能导致视力波动，并使手术结果不确切。

如果具有以下情况，屈光手术可能也不是一个好的选择：

会危害你的职业生涯。一些工作可能需要非常精准的视力，相关人士可能无法进行手术。

考虑到成本问题。虽然屈光手术的价格正在逐渐降低，但仍然是一笔较大的开销，同时大多数保险公司并不支付手术费用。

处方显示高度屈光不正。如果你患有严重的近视，手术可能无法达到你预期的效果。

处方显示屈光不正的程度很低。如果你只需要偶尔佩戴隐形眼镜或眼镜，那么手术的风险可能要大于其效果。

大瞳孔。对于在暗处容易出现大瞳孔的人，屈光手术可能导致眩光、虹视和重影等症状。

经常参与身体接触性运动。如果你经常参加拳击、武术或其他常常对面部和眼睛可能造成击打的活动，屈光手术可能不是你的最佳选择。

其他屈光手术

如果你不适合进行LASIK手术，手术医生可能会向你推荐其他类型的屈光手术，手术包括许多种类。

准分子激光角膜切削术

如果你的近视度数或远视度数处于低至中度，或是存在近视合并散光的情况，有时可以采用准分子激光角膜切削术（PRK）。多数患者可在同一天进行双眼手术。

在PRK手术中，手术医生使用准分子激光去除角膜最外层，并重新调整其曲率。与LASIK手术不同，PRK不涉及角膜瓣的处理，也就没有术后复位的问题。在PRK手术后，角膜暴露面会自行进行修复，此时常常需要使用临时的隐形眼镜作为"绷带"进行辅助，佩戴时间大约为三至四天。

在角膜愈合前，你有可能会出现几天眼痛症状。眼睛表面组织再生一般需要一周的时间。

PRK普及率低于LASIK。LASIK术后的愈合效果更确切，且不适感相对较少。不过，由于技术的进步，PRK的普及率正在上升。虽然PRK术后愈合时间更长，但由于没有角膜瓣相关并发症的出现，其风险通常较低。

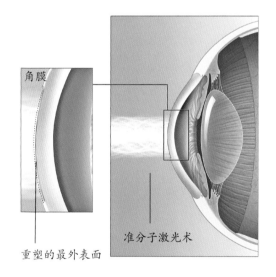

角膜

准分子激光术

重塑的最外表面

图8-5 准分子激光角膜切削术 与LASIK手术不同，此手术不需形成角膜瓣，而是直接在角膜最外面进行操作，通过重塑表面的形状来达到矫正视力的目的

准分子激光上皮瓣下角膜磨镶术

在准分子激光上皮瓣下角膜磨镶术（LASEK）中，手术医生会使用专用切割工具，在角膜最外表面浅层（即角膜上皮）切开一个很浅的切口。而后，将酒精溶液滴在上皮处以松弛上皮，从而可以将超薄上皮瓣牵开。手术医生会将上皮瓣推至旁边，以便进入深层进行重塑。

术中的塑形过程是使用准分子激光完成的，与PRK和LASIK所用的仪器相同。完成角膜塑形后，上皮瓣将会被展平至原位，同时会在你的眼睛上放置"镜片绷带"以促进愈合，这个过程类似于PRK。

如果你的角膜非常薄，那么你可能十分适合接受LASEK，这是因为该手术允许医生仅仅去除很少的角膜组织，保持角膜结构的完整性。由于LASEK的角膜瓣相关并发症比LASIK手术更少、更轻微，那些从事身体接触性运动或从事高眼部创伤风险职业的人员也可能从LASEK中获益。

然而，由于角膜瓣过薄，它可能更易发生脱落。这可能导致眼睛疼痛并需要进行额外的手术进行修复。LASEK手术可以在同一天对双眼进行操作。

另一项被称为"Epi-LASIK"的手术与LASEK类似，不同之处在于使用特殊的微型角膜刀来形成超薄上皮瓣并建立角膜通道。微型角膜刀形成的切口可能比LASEK中使用的酒精溶液所造成的伤害更小，同时术后眼睛疼痛、朦胧感的症状更轻。

植入式镜片

通过这种手术，可以将特殊的矫正镜片（保留晶状体眼内镜片）置入眼内以改善视力。该技术通过在天然晶状体前放置植入式人工晶状体而发挥作用。

植入式镜片的优势之一是可以矫正高度近视、远视和散光——而这些情况往往限制了其他手术方式的选择。对于中重度近视患者，与激光手术相比，晶状体眼内镜片能够降低术后并发症的风险，同时达到更好的视力改善效果。

然而，植入式镜片的技术相对较新。科学家们正在努力优化镜片及手术技巧。可能随时间推移会出现的并发症，如白内障、眼压增高和角膜损伤，在当下仍令人担忧。

角膜基质内环植入术（ICRS）

屈光手术也可以用于治疗特殊情况。例如，角膜基质内环植入术已被用于治疗轻度近视，但更常用于治疗圆锥角膜。圆锥角膜患者的角膜会变得越来越薄，并变形为圆锥形，继而产生视力问题，使得患者无法佩戴隐形眼镜。

在手术过程中，医生会在角膜上做一个小切口，并在角膜外缘放置两个月牙形塑料环。这两个环有助于使角膜形状恢复正常，同时也比角膜移植的侵入性更小。必要情况下，塑料环也可以取下。

潜在的风险

与其他任何类型的手术一样，屈光手术也存在风险，包括：

矫正不充分。如果激光去除的角膜组织太少，你的视力可能无法达到期待的水平。你可能需要再次手术以去除更多的组织。

过度矫正。激光可能会去除过多的角膜组织。过度矫正比矫正不充分更难纠正。

散光。如果角膜组织的去除不够均匀，可能会导致术后散光。术中眼睛过度运动可能会导致这一情况出现。接下来可能需要额外的手术来纠正。

眩光、光晕和复视。手术后，你可能会出现在夜间或光线不足的情况下（例如雾天）视物困难的症状。你可能会出现眩光、强光周围的光晕虹视或复视。某些情况下，这些症状和体征可以通过滴用皮质类固醇眼药水来缓解，或者通过在夜间驾驶时戴上低度数的处方眼镜来治疗。而在其他时候，可能需要进行二次手术。

眼睛干涩。LASIK手术会导致暂时的泪液产生减少。术后，随着眼睛的恢复，你可能会感觉到异常干涩。这段时间内你可能需要使用滴眼液。

角膜瓣相关问题。在手术过程中向后折叠或移除角膜瓣可能导致并发症出现，包括感染、撕裂和肿胀。在某些情况下，例如在LASEK术后，角膜瓣可能会在角膜完全愈合前起皱或发生移位。

理想的结果

屈光手术的目标是恢复"功能性视力",也就是你无须矫正镜片就可以完成多数日常工作的能力。超过80%进行屈光手术的患者可以保持无须使用眼镜或隐形眼镜就可以完成多数功能性活动的状态。

但是,在某些特殊情况下,例如在夜间驾驶时,你仍需矫正镜片的辅助才能达到最佳视力效果。

手术效果取决于你发生屈光不正的程度和一些其他因素。低度近视患者的手术效果最好。高度近视或远视伴散光的患者的手术预期效果不确切,并且有较大可能需要进行第二次手术(强化手术)来纠正未缓解的聚焦障碍。

第九章

低视力下的生活

本书阐释了各种眼部疾病的诊断和治疗。及时治疗尽管能中止或减轻疾病对眼睛的伤害，但不一定能恢复疾病早期造成的视力损害。这种疾病早期所造成的损伤范围可能很广，例如青光眼，在患者意识到问题前，周边视力可能完全消失。

低视力指的是视力下降且不能通过手术、药物、眼镜或隐形眼镜进行矫正。这种情况会影响日常生活或妨碍患者参与喜欢的活动。低视力对每个人的影响各有不同。某人可能发现阅读变得十分困难，另一个人认为自己再也无法驾车，而第三个人会觉得在厨房工作遇到许多问题。

永久性视力丧失可能源于单一疾病，如黄斑变性或青光眼，或可能是多种疾病的综合结果，如糖尿病、高血压和肥胖。视力丧失也可能是由于严重的眼外伤，先天缺陷或神经系统疾病，如颅脑外伤或中风。低视力的程度可能从较为轻微到极为严重不等。

不论对谁来讲，与低视力共处都并非易事，因为它会影响生活的各个方面，包括工作、社交和闲暇，以及自信及心理健康。

康复训练能够帮助患者习惯低视力，低视力相关专家可将光学技术融入患者的日常生活中，为帮助你充分利用剩余视力提供策略和建议。此类专门培训可以帮助患者继续独立生活，维持生活质量。

低视力的定义

低视力定义为视力在20/70（新国标4.5）或以下，且不能用标准眼镜、隐形眼镜或手术矫正。

低视力程度通常按照以下方法分类：基于矫正视力水平和最佳矫正镜片（还有其他一些方法基于周边视力丧失的程度）。

中度视力低下	20/70 ~ 20/160	4.1 ~ 4.5
重度视力低下	20/200 ~ 20/400	3.7 ~ 4.1
严重视力低下	20/500 ~ 20/1000	3.3 ~ 3.7
接近全盲	20/1000或更差	3.3或更差

在美国，任何视力无法矫正至20/200（新国标3.7），或剩余视野20度以下者，视为法定盲人。大多数法定盲人实际上仍有残余视力，且可以通过视力康复学习如何善加使用。很少有人完全失明。

请注意，低视力的程度或种类与其对日常生活的影响关系并不大。一些中度低视力患者，甚至一些患有严重低视力的患者没有发现任何实际问题。无论你的视力评估结果如何，请确保你的医疗保健提供者了解你的视力损伤在多大程度上妨碍你的日常活动。

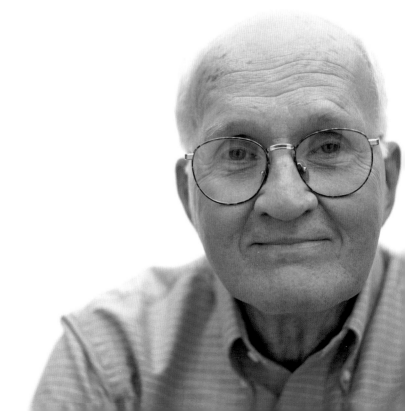

视力康复

许多低视力患者认为自己的情况已经没有改善空间了。确实，视力丧失无法恢复，但许多种类的视力丧失可以通过视力康复——有时也被称为低视力康复——进行补正。

什么是视力康复？它是一组专门的培训及咨询服务，能帮助患者学习特殊技能以独立进行日常活动。视力康复不能恢复视力，但能帮助患者恢复生活功能，学习维持日常独立活动所必需的技能。

视力康复首先从评估开始：低视力相关专家——经过低视力相关培训的眼科医生或视光学专家对你进行评估。专家可以确定你的视觉能力并制订计划以帮助你达到视力目标。他/她还可以与其他医疗保健专业人员（如社会工作者和职业治疗师）合作，最大化你的剩余视力。

访问低视力专家通常包括采集视力相关病史。他们会要求患者描述哪些事情会导致挫折感。此后专家将测试评估哪些低视力辅助工具可以帮助你。可选设备包括眼镜、放大镜、望远镜和电子设备，以及非光学设备，例如阅读台、灯具和书写模板。

测试不仅仅是一个试错的过程，尽管有时看上去很像。通常某项测试必须经过多次就诊完成——因为过程的确需要时间。这可能令人生厌，但这是最优化患者视野并实现治疗目标所必需的。

专家确定患者的最适辅助器材后，他（她）会制定一套流程帮助患者了解如何有效使用器材。培训可由这位专家的团队或其他专业人员进行，后者包括视力康复专家或职业治疗师。

训练很重要。虽然低视力辅助设备看上去简单，但一旦错误使用则不能实现患者的康复目标。这个过程类似于严重外伤或中风患者的康复，通过训练来重新学习如何完成简单的任务。

视力康复通常集中在三个主要领域：

· 独立生活小窍门。

· 定向和外出训练。

· 科技设备。

低视力相关专家将与你密切合作，根据你的视力水平来量身定制训练项目，以满足你日常生活的需要。

独立生活小窍门

低视力的患者需要重新学习以新的方式完成生活基本活动，这是视力康复治疗的主要内容。这种治疗方法涵盖大量的生活基本活动，例如使用电话、管理资金以及保证家庭安全。

个人护理

自我清洁打扮是独立生活中的重要元素。好的外貌可以提高自尊，并能给自己克服低视力的决心。这里有一些保持外貌良好的技巧：

· 找一个你喜欢的发型，最好简单而易于打理。

· 购买瓶子大小形状不同的洗发水、护发素、沐浴露和其他化妆品，以便在淋浴时轻松区分。

· 学习使用触觉来化妆。康复专家可以帮助你学会这种方法。

· 使用橡皮筋或黏性凸块来区分同类物品的相似版本，如不同色调的口红。例如，用一根橡皮筋标示粉色唇膏处，两条橡皮筋标示红色唇膏，珊瑚色唇膏不用橡皮筋。

· 使用彩色或条纹牙膏，颜色与牙刷上的白色刷毛形成鲜明对比，这样把牙膏挤在牙刷上更加容易。挤牙膏时，把牙膏帽放在手或口袋里，不要乱丢。

· 为了保证剃须安全，请使用电动剃须刀。

· 在衣服上挂上大号字的标签以标识项目颜色。如标签上注明BR代表棕色，B表示黑色，R表示红色。你可以将标签粘贴到物品的正面。

· 在亲友的帮助下，将服装搭配成套。例如，将一套搭配好的裤子和衬衫挂在一个衣架上。

烹饪

低视力患者无须害怕进入厨房。你可以像正常人一样烹饪。只需要提高各种感官的敏感性：从水壶手柄感受沸水的振动，听听煎炸食物时的噼啪声来判断煎炸上色的火候，了解充分烹饪后食材的气味。同时也可以尝试以下的窍门：

· 将餐具、锅碗瓢盆、香料和其他烹饪用具放置在明显的位置，并且用后放回原位。在使用香料前先闻一下以确认无误。

· 购买普通厨房设备的易用版本，例如大型量杯、发声提醒的厨房计时器、电子水位指示器和保护前臂的烤箱手套。

· 以自己熟悉的方式摆放食物。为了区分相似物品，请朋友或家人用黑色的毡头笔标记物品缩写大写字母。你还可以使用橡皮筋记忆法——例如，不带橡皮筋=罐装西红柿，一条橡皮筋=罐装黑豆，两条橡皮筋=罐装鹰嘴豆。

· 在准备食物的地方安装柜台照明。

· 在设备旋钮和刻度盘上标记常用的设置，使用黏性凸点、滴胶或指甲油。例如，在烤箱上，标记"关闭"位置，每隔100℃标记一个刻度。

· 使用与食物颜色形成鲜明对比的砧板。

· 利用快速烹饪方式。使用冷冻蔬菜或预切蔬菜，而非自己切碎。让卖家帮你把肉切成小块。

· 使用慢炖锅、面包机和其他简化烹饪过程的设备。

· 设置一个计时器，提醒自己关闭炉灶或其他电器。

· 使用坚固的比萨刀代替普通刀切三明治和其他食物。

使用电话

如患者无法查看要拨打或接听的号码，那么就很难使用家庭电话、工作电话或手机。下面的窍门可能有效：

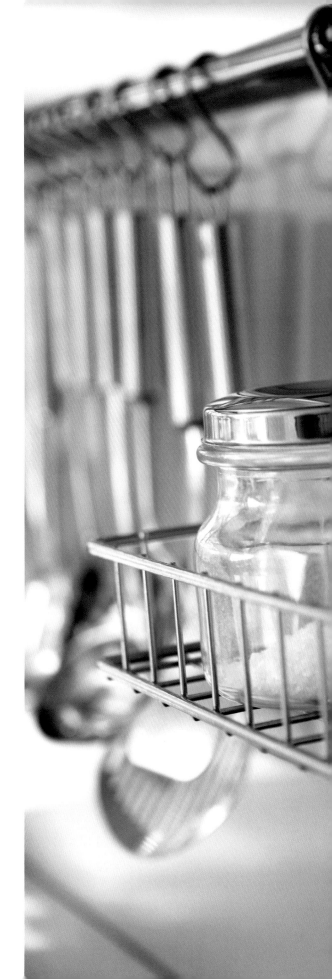

· 申请当地电话代理商的特殊服务。包括使用大字号打印账单以及电话簿等。

· 在家庭或办公室电话的面板上使用大号打印号码，以便查看号码。

· 购买家用声控电话或可编程电话。设置手机语音激活可以让患者通过念出姓名就能拨打对应的预存号码。可编程电话可以让患者一键拨打常用号码。

· 使用具有辅助功能的手机，方便拨号。购买可放大文字的手机，或考虑语音功能——一些手机可以在滚动屏幕时读出文字，另外一些可以通过语音控制命令。同样，也可以使用专为低视力人士设计的手机应用程序。

管理钱物

对视觉减退患者来说，识别纸币及硬币的面值可能有问题，写支票和支付账单同样有相当难度。试试这些窍门：

· 购物时请使用借记卡或信用卡，以免除分类硬币及纸币的需要。同样这也能永久记录交易费用。

· 如果自己很难独立支付账单，则可以向银行了解使用网上支付和自动定期支付的服务。你也可以通过电话支付账单。

· 如果自己常写支票，可向银行要求大字号打印的支票或凸线打印的支票。另外也可以使用支票指南，这种塑料模板与标准支票完全对应，并在需要填写信息的地方刻有镂空位——例如日期、金额及签名。

· 有许多方法能够可靠地识别硬币及纸币，例如将不同面值的钞票折成不同的形状，通过硬币的大小、质地和厚度来识别。视力康复治疗师可以向你介绍这些方法。

· 使用语音计算器，能够念出刚刚按下的键并以语音报出结果。

服用药物

无论服用维生素、非处方药还是处方药，请按照以下提示正确识别药物并安全服用：

· 通过记忆药物的形状和大小记住常用药物。

· 向药剂师获取处方药的对应大字号打印标签以及大字号说明书。你还可以要求药剂师将各种处方药放入不同尺寸的容器中，以便区分。

·使用橡皮筋标记不同药物的应服剂量。这能帮助患者记住是否按时按量服用。也可以购买有蜂鸣或振动警报的服药提醒器，以在下一次服药时提醒自己。

·使用定量药盒。这种药盒包含许多小格，对应周一到周日每天早中晚睡前等多个服药时间，同时注意购买带有大字号标签或触觉标记的盒子。患者可以让朋友或家人每周帮自己放好药物，然后就能安心吃药了。

·使用特殊标记区分药物，对维生素、非处方止痛药及处方药均应如此。可以使用黏性凸点、橡皮筋、彩色标签、胶水或指甲油。

保证环境安全

家庭安全对每个家庭都很重要。对低视力患者，清理环境并消除受伤或跌倒的潜在危险尤其重要：

·适当摆放家具，使其尖角和边缘不会干扰在家中的正常移动。

·消除被地毯和其他东西（如松散的延长线）绊倒的危险。保持鞋子、服装、报纸和其他物品清洁。

·门槛和台阶有时很难看清，应使用反光带或对比涂料来突出标示这些区域，尤其是台阶的最上和最下两级，并确保楼梯光线充足。

·在楼梯和浴室处安装坚固的扶栏及扶手。

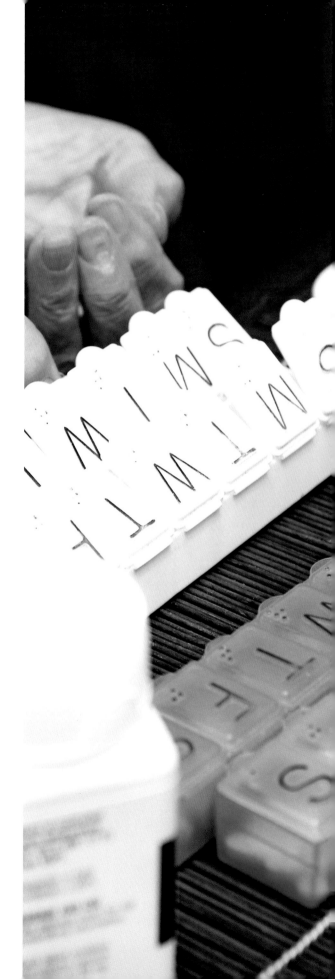

点亮生活环境

随着年龄的增加，大多数成年人在完成需要仔细观察的工作时往往需要更多照明。低视力患者在使用辅助器械时需要良好的照明。良好的照明还可以避免碰到障碍物和绊倒的危险：

·在全屋内保持照明水平一致，即使白天也要开灯。一致的照明强度可以最大限度地减少阴影和高光。

·在阅读或做细致工作时，不要面对窗口。让窗户处于身后或侧面的位置。

·在阅读或做精细工作时，使用可调灯泡。鹅颈台灯或可调旋转臂台灯是不错的选择。将灯放在距离阅读材料约10~20厘米的地方，稍稍偏向侧面以减少眩光。

·将光源置于视力较好眼一侧，方向从肩膀后方照到前方。

·在货架、橱柜下及学习工作区域安装照明灯具。

·在室内戴上宽檐帽或鸭舌帽以阻挡头顶的光线。

减少家中的眩光与改善照明一样重要，因为眩光会使人难以看清。尽可能选择平木纹或亚光材质，而非反光材质。用布遮住反光面（例如抛光桌面）。阅读时，请在阅读材料后放置一张黑色纸片以减少眩光。另外，使用窗户覆盖物——例如迷你窗帘——以减少眩光。

· 使用后请及时关闭壁橱门和橱柜。半开的门和抽屉是造成事故的重要原因。

· 在正门处安装对讲机，以便识别来客。

· 在屋内安装无线传感器灯，使通道随时处于照明状态，尤其是当夜间返家时。另一种方法是在玄关处放置一个自动夜灯，开销更少。

· 用黏性凸点标记洗衣机和洗碗机的"开始"位置。对于恒温器的舒适温度设置也如法炮制。同样安装标记较大字号或有语音功能的温控器。

· 不要将类似形状的容器——如驱虫剂和空气清新剂的喷雾罐——放在一起存放。有效标记各个容器以便识别。

· 不要忽视家的外观。用颜料或胶带标记门外台阶的边缘。使用低压照明，在步道边缘使用高对比度的植物。清理院中危险物。

定向及外出训练

低视力患者多由于安全问题和担心迷路而不愿意出门。但这将大大影响生活独立性，并对生活质量产生负面影响。

这就是为何定向能力和外出训练是视力恢复的关键部分。这种培训侧重于在外出时使自己更有安全感和自信心。定向能力意味着你有能力知道自己的所在地和目标地。外出能力是指安全有效地抵达目的地的能力。

你应试着使用剩余视力或寻求他人帮助（视力正常的指引者）、盲人手杖或导盲犬的帮助来安全移动。培训可由认证的定向能力及外出训练专家或经验丰富的医疗保健专业人员提供。

使用剩余视力

如果患者想依靠自己的视力安全外出，必须具有足够用的视力以对人、动物和车辆周围的环境做出反应。而且患者必须能察觉到路径中的路缘、楼梯、墙壁、围栏、柱子、坑洞和其他障碍物所构成的危险。

获得认证的专家可以教患者安全移动的方法，使其能在家附近行动或乘公交去市内。可以试图通过多种方式来定位。也可以通过分析交通模式来安全过街。使用地标和指南针来寻找目的地。作为练习的一部分，也可以提前为迷路或临时需要更改路线的情况制订计划。

视力正常的指引人

在陌生环境里，让视力正常的人为你指路会使旅途更加方便。但是，患者需要学会如何正确地做到这一点。手牵手或将手放在肩上并不好——因为可能导致事故。

在视力康复过程中，患者应学习如何安全有效地借助指引人的帮助。一般来说，让他在自己面前大约半步，并握住他的胳膊置于肘部之上是最好的，这样能更好地感受他的动作并做出反应。

指引人应及时说明地形的变化，例如路缘和台阶。但患者仍应注意周围的环境，并时时注意有助于定位的信息。

定向和外出训练专家可以为患者和指引人提供更多的出行技巧及信息，例如如何穿过门廊或在狭窄空间中走动。这些技巧需要练习，所以应选择训练若干近亲或密友成为自己的指引人。

盲人手杖

患者可能不喜欢使用白色的盲人手杖，但它可以让你自由地做你喜欢做的事情。可以使用手杖探测——或确证——前方是否有障碍物，例如台阶、路缘和路面凹凸。

盲人手杖也是一种有用的交流工具，可以让人们知道你看不清楚。手杖的颜色提醒路人谨慎行事，不要走在你面前。当你不小心撞到别人时它也可以为你开脱。

手杖有不同的款式——有些可以折叠放进大衣口袋或钱包。可以通过产品目录来订购手杖，但最好由定位和外出训练专家为你挑选。长度应适中，一方面给人足够的反应时间和距离以防止受伤，另一方面不会过于笨拙难以使用。根据经验，其长度应从胸部中部延伸至地面或稍长。专家们可以教你如何有效地使用手杖。

导盲犬

与指引人相似，导盲犬能替代患者的眼睛——探索环境，引导主人探索障碍并警告潜在的危险。许多视力受限的人认为导盲犬很有帮助，同时也是一个很棒的伙伴。

当然，你需要提供适当的照顾，包括给导盲犬每天练习技能的机会。如果它们不

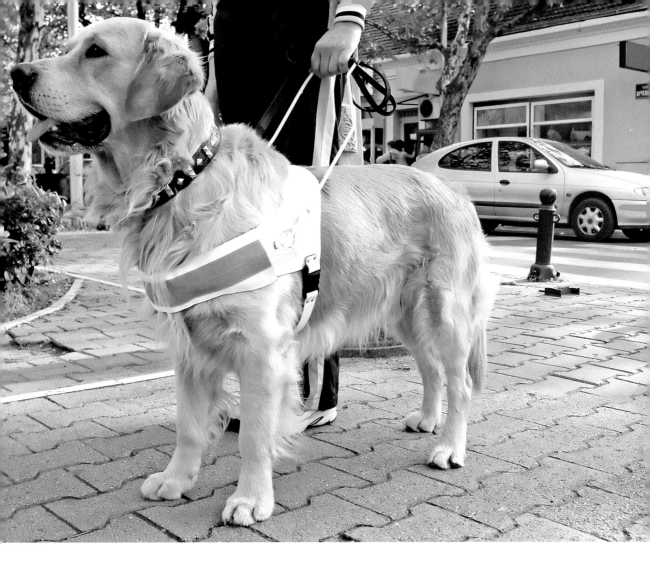

经常得到训练就会遗忘技能，因此对于那些只偶尔出门的人来说，导盲犬并不适合。

科技设备

许多设备都能为患者主动参与日常生活提供帮助。应基于患者的病情、生活需求和舒适度需求来选择合适的设备。

辅助设备

辅助装置旨在帮助你更有效地使用剩余的视力，经常与常规眼镜配合使用。辅助设备包括用于近距离工作的放大镜和用于远视的望远镜。

平板电脑及电子书阅读器

低视力人群最常见的目标是能够阅读。毕竟，报纸、杂志、书籍和电子邮件能使人与朋友、家庭以及外部世界保持联系。

对于许多低视力的人来说，放大文字大小是较为有效的阅读方式。传统上，这意味着依靠放大镜或大字号图书。而新技术为我们提供了两种新的选择：平板电脑和电子书阅读器。

平板电脑是可以显示书籍、网页、电子邮件和其他阅读材料的小型电脑。它们有各种尺寸，可以调整显示文字大小，也可以通过"滑动"暂时放大文字。有些平板可以在黑色背景上显示白色文字——而不是传统的白底黑字——这使得阅读舒适的时间更长。

电子书阅读器的尺寸与平板电脑的尺寸大致相同，但与平板电脑相比，电子书阅读器的使用寿命更长，而且电池的使用时间更长。此类设备专注于阅读，而平板电脑可用于上网冲浪、回复电子邮件及下载并使用各种应用程序。如果患者的主要需求是阅读，电子书阅读器可能是更加便宜的选择。

请咨询专家，以确定哪种设备可能适合你。在购买任何设备之前，请提出问题并评估所有可用功能。确保你正在考虑的设备能够满足你的需求。

放大镜。放大镜种类多样，形状、大小和放大倍数各有不同。传统的手持式和立式放大镜适用于阅读材料，或者在看正常距离的物品时使用。手持的放大镜可随身携带，适用于阅读价格标签、标签和餐厅菜单。同样有可放入口袋的小型放大镜。

然而，手持设备并不适用于阅读较长文本——例如一本书。因为使用时必须将镜片与材料保持稳定的距离，这可能会耗尽手臂的力气。这个任务更适合立式放大镜，它可以固定在所看物体正上方一定距离处。

放大眼镜是另一种选择。这种眼镜的放大倍数大于一般的处方镜片。放大眼镜可以安装在眼镜框上，或用特殊头带固定，可以解放双手用于持物拿书等。

无论使用何种放大镜，都应使用充足照明以获得最佳视力。

望远镜。传统的放大镜用于近场的细致任务工作，而不能使人更好地望远——即使物体仅仅在房子那头。望远镜能放大远处的物体，但牺牲了视野范围。

手持式望远镜最适于暂时使用，例如看公交号码、店铺标志和街道名称。眼镜附加望远镜更适合长期使用，例如用于看电视、户外活动或音乐会。

许多望远镜可以手动对焦。自动对焦望远镜会在改变注视方向时自动调整焦点，例如从远距离切换到中距离对象。

适应性设备

"适应性技术"是用于描述设备特点的一种说法，如电视机和计算机，它们可以根据使用者的需求来进行调整。没有了调整功能，部分使用者可能就无法使用这些设备了。

视频放大器。视频放大器也被称为闭路电视系统——比传统放大器提供更大的放大倍数。该设备使用摄像机将文本或图像投影到监视器或屏幕上。根据型号不同，屏幕大小可小至信用卡或大至计算机监视器。视频放大镜可用于阅读书籍、报纸、菜单或标签，并查看照片。

患者可以选择一个大型的视频放大器，安装在永久立柱上，或选择一个小到能放在口袋里的型号。两者工作原理相同：只需将想看的东西放到镜头下，物体的放大像就会显示在显示器上。患者也可以购买可连接电脑的放大器，便于调整放大倍数观看。屏幕的颜色、亮度、对比度和背景均能按需调整。

合成语音系统。严重的视力障碍者会从合成语音系统中大大获益。这些特殊设备并非将文本放大到屏幕上，而是可以扫描文本并朗读出来。

只需将打印文本放置在扫描设备下（类似于视频放大器），内部相机就会扫描文字，然后用合成语音朗读。该设备几乎可以读取任何打印的内容，但不适用于手写材料。患者可以单独使用此语音系统，也可以将其连接到计算机。当连接到计算机时，可将扫描材料转换为大字体。

软件程序。患者还可以在电脑上安装具有视频放大器或合成语音系统功能的计算机软件程序。

放大器程序可以放大计算机屏幕上显示的所有文本，使人更容易阅读你在互联网上找到的文档、电子邮件和信息。某些程序可能具有扩展功能，以帮助患者更轻松地使用计算机。

当在计算机上安装合成语音程序后，合成器会大声朗读计算机显示器上的文字。它会告诉患者屏幕上发生了什么动作：鼠标指针在哪个位置，哪些文本被突出显示，以及其他计算机基本功能。

现在就行动起来

如果你因为视力丧失感到失望、沮丧、愤怒或悲伤，那很正常。痛恨失去是很正常的心态，对于视觉这一重要感官功能的丧失更是如此。

尽管如此，不要永远沉溺于失去视力的沮丧之中。许多人成功地迎接了视力丧失的挑战，并继续过着独立充实的生活。只要患者愿意进行调整和学习新的策略，就能继续享受自己的爱好和活动。

患者可以与你所爱的人谈谈自己的视力丧失这件事。告诉家人和朋友他们应当如何帮助你——以及你何时不需要他们的帮助。如果他们做得太细，患者应让他们知道。

还可以考虑与视力丧失患者的咨询师或支持小组谈话。你可能会获得鼓励、建议和实用技巧，以追求一个充实而有收获的生活。

索引